DEEPAK CHOPRA | Sueño reparador

byblos

Título original: *Restful Sleep*

Traducción: Ana Mazía

1.ª edición: julio 2007

1.ª reimpresión: septiembre 2007

© 1994 by Deepak Chopra, M. D.
© Ediciones B, S. A., 2007
    Bailén, 84 - 08009 Barcelona (España)
    www.edicionesb.com
    www.edicionesb.com.mx

Publicado por acuerdo con Harmony Books,
una división de Crown Publishers, Inc., New York.

Diseño de portada: Estudio Ediciones B
Fotografía de portada: JUPITERIMAGES corporation
Diseño de colección: Ignacio Ballesteros

ISBN: 978-84-666-3299-7

Impreso por Quebecor World.

Deepak Chopra | Sueño reparador

1

El sueño y el cuerpo mecánico cuántico

El sueño, como la buena salud en general, es algo que la mayoría de las personas dan por sentado. En tanto se dé con facilidad, no hay motivos para pensar demasiado en él. Pero existen millones de personas para las que el sueño no se da con facilidad y, como sabrá por este libro, las razones son mucho más numerosas y complejas de lo que podría imaginar.

Se sabe que millones de nosotros, por la noche, cuando nos acostamos, nos quedamos despiertos, preocupados, repasando mentalmente nuestras cuentas, revisando las discusiones y los malentendidos, hasta que no tenemos más remedio que levantarnos a ver la televisión. Entonces, ¿podemos llegar a la conclusión de que el insomnio predomina más en nuestra sociedad actual?

En el presente, se podría decir que éste es un mundo de personas con alteraciones del sueño. Si nos basamos en la cantidad de prescripciones escritas de píldoras para dormir y el volumen de elementos de ayuda para dormir que se fabrican de forma comercial, tal vez el insomnio sea el problema de salud más extendido. Casi todos hemos experimentado alguna vez insomnio y, por lo general, uno de cada tres adultos sufre alteraciones del sueño de forma periódica. Cada año, por lo menos diez millones de norteamericanos consultan a los médicos con respecto al sueño, y la mitad de ellos obtienen recetas de píldoras para dormir. Existe una investigación de los Institutos Nacionales de Salud que revela que el 17 por ciento del total de la población sufre en gran medida de insomnio y que, entre los mayores de edad, el porcentaje es más elevado aún: una de cada cuatro personas mayores de sesenta años daba cuenta de dificultades graves para dormir. Y cuando surgen dificultades para dormir, esa función humana básica que alguna vez dimos por sentada se convierte en un laberinto de ansiedad.

Es muy posible que, en este momento, usted esté rodeado de personas soñolientas. Están por todas partes, muchos, conduciendo vehículos u operando maquinaria que requiere atención. Al parecer, son incapaces de gozar una buena noche de sueño; o, si la gozan, están convencidos de que no y, por lo tanto, el efecto es el mismo, al menos desde el punto de vista psicológico. Muchos son ancianos, pero hay un porcentaje importante de gente joven. Circula la idea de que la gente mayor necesita dormir menos —de que, inevitablemente, los ancianos tendrán insomnio—, pero eso se debe a que el fenómeno de la gente mayor que no duerme está muy extendido, no a que sea una condición natural. Del mismo modo, tal vez se piense que los estudiantes secundarios constituyen un grupo libre de preocupaciones, que elige quedarse levantado hasta más tarde. Pero, en realidad, entre los diecisiete y los veinticinco años, la necesidad de sueño es mayor que en cualquier otra edad desde la infancia. Por lo tanto, si los jóvenes sufren falta de sueño, es probable que se deba a presiones sociales o académicas.

Tanto los adultos jóvenes como los mayores consumen cantidades importantes de alcohol. Cuando un insomne crónico bebe alcohol, el efecto se multiplica y, así, en opinión de los investigadores del sueño, una sola cerveza puede debilitar tanto como un paquete de seis.

No conozco a nadie que no haya sufrido de insomnio, por lo menos alguna vez, y tengo gran cantidad de pacientes que sufrían problemas graves relacionados con el sueño. Me alegra informar que tampoco conozco a nadie que no haya recibido importantes beneficios de las técnicas que se presentan en este libro. Algunas de sus ideas derivan del Ayurveda, la medicina tradicional de la India; otras, son el resultado de la investigación científica occidental. Lo que es más importante, es posible esperar mejoras inmediatas, aunque usted no haya disfrutado de una buena noche de sueño durante años.

Antes de que comencemos a explicar estas técnicas, me gustaría comentar una anécdota que me contó una mujer que había tenido graves problemas a causa del insomnio crónico. Creo que será muy útil no sólo para practicarlo sino también porque señala una de las ideas fundamentales en que se basa este libro: que lo que le ocurre a uno de noche, cuando intenta dormir, no puede comprenderse salvo que se examine a la luz de lo que uno hace durante el día, cuando está despierto.

Esta paciente había pasado años despierta por la noche, sin poder dormir. Entonces, una noche, muy tarde, se le reveló algo muy importante: el origen de su insomnio. Durante la vigilia, *había dejado cosas* sin hacer que la inquietaban, inconscientemente, cuando se iba a acostar. Había cosas activas, positivas, que deseaba hacer y, hasta que no las hiciera, sencillamente no podría dormir. Esas aspiraciones insatisfechas, como por ejemplo viajar, escribir o reanudar el contacto con antiguos amigos, no eran como para que ella saltara de la cama y se ocupara de realizarlas la noche de la revelación. Más bien, necesitaba hacer una reorientación de su vida, a largo plazo. En cuanto comenzó ese proceso, mejoró su sueño porque había mejorado su vida de vigilia. El objetivo de este libro es ayudarle a hacer ambas cosas en su vida.

EL SUEÑO: QUÉ ES Y QUÉ NO ES

El sueño es un estado definido de la mente y del cuerpo, en el que éste está en descanso profundo y la mente no tiene conciencia del mundo exterior. Es preciso examinar con cuidado esta última frase, pues todos sabemos que la mente de la persona dormida no está por completo inconsciente, sino que cambia la dirección de la conciencia de la silla que está junto a la cama, a la silla que está dentro de su sueño, por así decirlo. En realidad, desde el punto de vista de su función biológica, el cerebro «trabaja más duro» en el período de sueño que durante el día. Más aún, en ese estado reorientado pero no de completo «descanso» hay otras graduaciones que varían de un individuo a otro y de una parte del ciclo del sueño a otra. Del mismo modo que algunos parecen más despiertos que otros durante el día, algunos están «más dormidos» por la noche.

De todos modos, en relación con un buen sueño, ese objetivo escurridizo que muchos anhelan, hay algunas afirmaciones generales que pueden ayudarnos a reconocer el fenómeno, si no a definirlo con exactitud:

- Al parecer, la buena calidad del sueño surge por sí sola. No hay que luchar contra la inquietud o la ansiedad, y no hay que tomar píldoras de ningún tipo para gozarla.

- De un buen sueño reparador, no suele despertarse en mitad de la noche pero, si uno despierta, vuelve a dormirse rápidamente sin preocuparse de ello.
- Se despierta naturalmente por la mañana. No se siente perezoso o agotado, ni ansioso o excesivamente alerta.
- Por último, el sueño reparador le ofrece una sensación de vitalidad que lo acompaña durante todo el día. No siente haber carecido de sueño la noche anterior, y no está ansioso por lo que pueda suceder la próxima vez que intente dormir.

Desde el punto de vista del durmiente, hay características subjetivas del sueño. También será conveniente echar una mirada, desde el principio, a las observaciones más imparciales que surgieron de estudios clínicos.

Cuando los investigadores estudian las características psicológicas humanas en un período de veinticuatro horas, incluyendo mediciones de las ondas cerebrales, lo que se conoce como electroencefalograma, o EEG, encuentran cuatro estados de conciencia diferentes o, como dicen los psicólogos, etapas. Éstas son:

- Sueño profundo, o delta, en la cual se cumple la mayor parte del descanso y la recuperación de fuerzas.
- El estado de sueño, conocido como REM (Rapid Eye Movements), por los movimientos oculares rápidos que lo acompañan.
- El sueño ligero, que, con frecuencia, ocupa la mayor parte del tiempo por la noche, y que aparece cuando terminaron los dos períodos anteriores.
- El estado de vigilia, en el que está usted mientras lee este libro.

En cada período de veinticuatro horas, estos cuatro estados tienden a alternarse en cada individuo según cierta progresión regular de ritmos.

Los problemas con el sueño surgen en diferentes momentos de la secuencia diaria. Algunos, tienen dificultades para conciliar el sueño. Otros, despiertan durante la noche, a veces con frecuencia, y les cuesta volver a dormirse. Otros, aun, despiertan alrededor de las 3 o 4 de la mañana, y no pueden volver a dormirse. Por supuesto que pueden aparecer combinaciones de estos diferentes problemas con el dormir.

Para empezar, ¿por qué dormimos? ¿Cuál es el propósito del sueño? Éste es un misterio de mucho tiempo atrás. Aristóteles afirmaba que el sueño servía para ayudar a que el cuerpo digiriese la comida... aunque darse un atracón antes de acostarse es una de las cosas más contraproducentes que pueden hacerse en relación con el descanso. En el presente, el sueño es uno de los fenómenos biológicos que se ha estudiado con mayor atención, pero los científicos aún no se ponen de acuerdo sobre algunos de sus aspectos fundamentales. Algunos opinaron que el sueño no tiene una función puramente biológica sino que copia un mecanismo que es un resabio de épocas prehistóricas, que tenía como objetivo obligar al organismo humano primitivo a buscar refugio seguro en los peligrosos períodos de oscuridad. Este comportamiento adaptativo tendría el beneficio adicional de conservar la energía calórica que, en caso contrario, se habría consumido en la noche, más fría. Según esta teoría, cada noche de sueño sería como una hibernación en miniatura.

En mi opinión, la finalidad del sueño consiste en permitir al cuerpo repararse y rejuvenecer. El descanso profundo que obtenemos mediante el sueño, permite que el cuerpo se recupere de la fatiga y del esfuerzo, y reaviva los mecanismos autorreparadores, homeostáticos o equilibradores. Al parecer, dormir es una profundización de este proceso de purificar y borrar el esfuerzo y la tensión del sistema nervioso. Hay estudios sobre el dormir y la privación del sueño que apoyan esta teoría.

Se sabe que, al día siguiente de una noche carente de un buen sueño, la sensación de bienestar disminuye. Sentimos que no podemos trabajar al máximo de nuestras posibilidades, y estamos más vulnerables a los efectos del estrés, tanto mental como físico. Sin embargo, en los hechos, una noche sin sueño no tiene casi efectos mensurables en nuestra capacidad de llevar a cabo nuestras responsabilidades al día siguiente, cosa que ha sido demostrada en muchos estudios. En un experimento para una importante escuela secundaria de ciencias, un estudiante de California permaneció despierto once días y, aun así, fue capaz de funcionar razonablemente bien el último día. Al concluir el experimento, durmió quince horas y no sufrió consecuencias negativas ni a corto ni a largo plazo.

No obstante, la percepción de fatiga y disminución de la capacidad existen, y por eso es importante que aprendamos cómo extraer de nuestro sueño la mayor cantidad y profundidad de descanso. Esto proporcionará un máximo de vitalidad y rejuvenecimiento a nuestra mente y también a nuestro cuerpo.

LA CONCIENCIA Y EL CUERPO
MECÁNICO CUÁNTICO

Para lograr un sueño descansado, tenemos que comprender más de la naturaleza de la mente y del cuerpo, la conexión entre ellos y los ciclos de la naturaleza que están íntimamente relacionados con las características de nuestro sueño. En este punto, me gustaría introducir el concepto de cuerpo/mente mecánico cuántico, y su relación con las afirmaciones principales del Ayurveda, la antigua tradición médica india en que se basa este libro.

Una de las premisas básicas del Ayurveda es que el cuerpo es una proyección de nuestra conciencia.

La conciencia es otro de esos fenómenos biológicos básicos más fáciles de reconocer que de definir. Yo la imagino como un campo de conocimiento, de inteligencia. La inteligencia sola no es otra cosa que campos de información autorreferida. Lo explicaré. Cuando un sistema tiene una vuelta de retroalimentación que le permite influir sobre su propia experiencia, como el termostato del sistema de calefacción de un hogar puede influir en la caldera que está en el sótano, adquiere una propiedad nueva. Esa propiedad es información que se corrige a sí misma. Los sistemas biológicos tienen la capacidad de influir en su propia expresión en cada momento. Aunque no podríamos calificar de inteligente a un sistema de calefacción, porque se basa en una retroalimentación mecánica, la calefacción con termostato nos ofrece un buen ejemplo de cómo actúa la inteligencia o el conocimiento del cuerpo.

El cuerpo es una fuente de información viviente, con permanentes episodios de retroalimentación. Y esta información también es lo que podríamos llamar una fuente de correlación infinita; o sea, capaz de hacer una cantidad infinita de cosas al mismo tiempo y coordinar todas esas actividades entre sí. Un cuerpo humano puede matar los gérmenes, tocar el piano, digerir los alimentos, eliminar toxinas, filosofar y concebir a un niño... todo al mismo tiempo.

Eso es sólo el comienzo. El cuerpo humano no existe aislado sino como parte de un campo de información viviente más grande que llamamos Tierra. Y la Tierra, a su vez, forma parte de un sistema de información más grande aún, que comprende el Universo. La naturaleza es un todo, no es posible separar el cuerpo humano del cuerpo cósmico, aunque nuestra percepción nos condiciona para hacerlo todos los días.

Sólo percibimos nuestros seres físicos como objetos tangibles a causa de lo limitado de nuestros puntos de vista. Si bien la realidad aparentemente irrefutable de nuestro cuerpo no es una ilusión, es al menos una versión muy limitada de dicha realidad.

En realidad, el cuerpo se rehace constantemente a cada segundo de su existencia: literalmente, se crea y se destruye a sí mismo. El cuerpo humano se renueva por completo con una frecuencia sorprendente: en el término de un año, el 98 por ciento de las células que lo constituyen es nuevo. Cada año, el cuerpo físico es por completo diferente del que existía el año anterior. Está totalmente renovado, cambiado en su nivel celular.

Todo esto significa que hoy el organismo es bastante diferente del de ayer, pues cada seis semanas usted genera un hígado nuevo, cada mes una nueva capa de piel, cada cinco días, el revestimiento del estómago, y hasta el esqueleto se renueva cada tres meses. Por lo tanto, el cuerpo humano es como un río que fluye constantemente, en proceso de sí mismo a cada segundo de la existencia.

Del mismo modo que cada río tiene su fuente, este río de moléculas o átomos es el resultado de vibraciones en un campo de energía. Los campos de energía se transforman en las moléculas del cuerpo. Por ejemplo, si observa un átomo, la unidad básica de la materia, verá que está hecho de varias partículas elementales que giran a velocidades increíbles en grandes espacios vacíos. Al parecer, estas partículas emergen de un campo completamente vacío: aparecen, rebotan, chocan y dan la sensación de desaparecer en el vacío. Existen sólo un instante. Y cuando las congelamos en un momento de atención, nos parecen materia pero, en realidad, son sólo fluctuaciones de energía e información.

Tanto la materia como la energía son expresión de una realidad más profunda. Esa realidad es un campo que contiene todos los estados posibles de materia, información y energía en forma potencial. En otras palabras, *no se manifiestan*. Existen sólo como posibilidades a las que aún les falta diferenciarse y expresarse a sí mismas en formas mensurables. Por lo tanto, tras la apariencia de nuestro cuerpo físico hay un cuerpo mecánico cuántico. Esto deriva de la fuente subyacente que orquesta muy ordenadamente las fluctuaciones de energía e información que se manifiestan en forma de cuerpo físico.

Cuando se comienza a considerar el cuerpo de esta manera, la idea de que es un objeto fijo, inmutable, no sólo resulta equivocada sino también limitadora. Entonces, se ve al cuerpo mecánico cuántico como un diseño consistente de inteligencia, campos de información viviente que llamamos inteligencia.

Aunque creemos que los pensamientos, los sentimientos, las emociones y los deseos no son materiales y el cuerpo sí, ambos son expresiones del mismo campo de inteligencia. Cuando se la capta en un momento de atención, una onda de energía se ve como una partícula. Pero, al mismo tiempo, es una onda. Y también al mismo tiempo, la onda es una fluctuación en el campo más grande. Por lo tanto, según nuestra perspectiva, veremos determinado fenómeno en el cuerpo como un hecho material, mental o sólo como una fluctuación de dicho campo.

Es importante reflexionar con cuidado sobre todo esto, porque estas ideas son la base en la que se asienta el abordaje ayurvédico de la salud, incluyendo las técnicas para dormir que aprenderá en este libro. Einstein (que solía dormir diez horas por noche), dijo una vez que un campo no es modelo de hechos espacio-temporales sino un continuo de posibles estados de información. Es un medio ambiente que contiene todos los sucesos posibles, como una función del tiempo.

En otras palabras, un campo no es un hecho espacio-temporal en sí mismo; un campo es un continuo de toda la energía posible y de todos los estados de información que, en consecuencia, pueden expresarse como sucesos en el espacio y el tiempo. ¿Cómo llamamos a esos hechos? Los llamamos mesas y sillas, o piedras y árboles. Los llamamos materia, y eso incluye al cuerpo físico. Pero, en realidad, esto también es una cuestión de perspectiva. Todos esos hechos forman parte del continuo.

Recientes estudios científicos confirmaron que los fenómenos mentales son, al mismo tiempo, físicos pues cada uno de nuestros pensamientos activa una molécula mensajera del cerebro donde, en ese mismo instante, de manera automática, se convierte en información biológica. No es que el hecho mental del pensamiento provoque el hecho físico sino, más bien, que el mental y el físico *son exactamente lo mismo*. El pensamiento es la molécula y la molécula, el pensamiento. No se trata de que uno se convierta en el otro ni que lo influya: los dos son exactamente el mismo suceso visto desde dos perspectivas diferentes.

En consecuencia, podemos dejar de ver al cuerpo humano como un cuerpo y una mente, o como una mente dentro de un cuerpo, y empezar a verlo como *cuerpo/ mente*. Más aún, tenemos que aceptar el hecho de que la mente no se localiza sólo en el cerebro. La conciencia es la expresión característica de la mente, y el comportamiento que expresa la conciencia está presente en todo el organismo, en cada una de sus células.

¿Comprende de qué manera esencial estas ideas pueden alterar la percepción de la experiencia vital? Quizá, toda su vida haya mirado por la ventana y dicho: «Ah, ése es el mundo.» Y según la antigua manera de pensar, el mundo de «allí fuera» estaría separado del espacio de «aquí dentro», ese espacio dentro de usted, limitado por su piel.

Usted se veía como un ego metido en una cápsula de piel. Ése era su cuerpo personal, y cualquier cosa fuera de su piel era el mundo. Sin embargo, ésta es una diferenciación muy artificial. El mundo es mi cuerpo cósmico, y el espacio limitado por mi piel es mi cuerpo personal, y ambas cosas son, *en esencia, lo mismo*. Forman parte de la misma unidad y el hecho de que mi piel esté en medio no basta para dividirlos, salvo de manera artificial. Desde luego, la piel está hecha de las mismas fluctuaciones que todo lo que la rodea.

Entonces, formamos parte del continuo de la naturaleza, que es inteligente y autorreferente: éste es el fundamento del Ayurveda. El Ayurveda dice: «El Universo es como el átomo; el macrocosmos es como el microcosmos; el cuerpo humano es igual que el cuerpo cósmico; la mente humana es como la mente cósmica.»

Las connotaciones espirituales de expresiones tales como mente cósmica incomodan a cierta gente. Pero ésa no es más que una forma simple de hablar de un campo de información universal, con giros autorreferidos de retroalimentación, de naturaleza cibernética. Sólo se trata de dos marcos de referencia diferentes para expresar lo mismo. De manera similar, los rishis de India, que dieron origen a la ciencia del Ayurveda, no empleaban la terminología de la física moderna. Sin duda entendían el cuerpo mecánico cuántico, pero lo expresaban de manera diferente, como cuerpo sutil y cuerpo causal.

Sin embargo, la base del pensamiento rishi era la misma que la de los físicos cuánticos actuales. Sencillamente, los hechos físicos son la expresión de fenómenos no físicos. Éstos son determinadas partículas de energía e información que provienen de un campo de energía e información. Así como tenemos un cuerpo sutil tenemos sensaciones sutiles. Todos hemos vivido la experiencia de cerrar los ojos y ver la imagen de nuestra madre o de una rosa, como sensación sutil de visión. ¿Dónde está esa imagen? En ese campo de información.

En este mismo momento puede comprobarlo. Cierre los ojos y recuerde el sabor del helado de frutilla. Por cierto, el sabor está *ahí*... pero, ¿dónde, exactamente? Está en el cuerpo sutil. De manera similar, si quiere puede cerrar los ojos y escuchar música, o percibir la sensación de una bufanda de lana en el cuello. Eso significa que, para cada uno de los cinco sentidos, tenemos sentidos sutiles que también son fluctuaciones de energía e información en el cuerpo sutil. Y estos sentidos, los sentidos sutiles, el cuerpo sutil, el cuerpo mecánico cuántico, dan origen al cuerpo físico. Éste no es otra cosa que la expresión de dicho cuerpo sutil que, a su vez, es parte de un campo universal de información.

Esas propiedades duales del cuerpo sutil y del causal no son sólo propias de los seres humanos, ni aun de los seres vivos. La Tierra también tiene un cuerpo sutil, al igual que todo el Universo. Los ciclos naturales de nuestra fisiología individual y los de la fisiología cósmica son parte de una continuidad; se corresponden uno con otro. La inteligencia de la naturaleza es la misma que opera dentro de nosotros.

En última instancia, todo en la naturaleza proviene de este hueco. Dentro de nosotros está nuestro propio espacio interior, y fuera, el espacio exterior. Pero estos espacios internos y externos no son un mero vacío, son la matriz de la creación de la cual todo proviene. Y la na-naturaleza recurre al mismo lugar para crear un pensamiento, una idea o una filosofía, igual que para crear un hígado, un corazón o un cerebro, o para crear una galaxia, un bosque, un árbol o una mariposa. La naturaleza es inteligente. Se comporta de acuerdo con ciertos ritmos y ciclos de descanso y de actividad. Estos ciclos que se repiten ocurren en nuestro cuerpo/mente como nuestros propios ciclos biológicos. Los científicos denominan ritmos circadianos al ciclo de veinticuatro horas del día y de la noche.

RITMOS CIRCADIANOS

Si el cuerpo humano es como un río en constante cambio, tal como hemos sugerido, no es de extrañar que el cuerpo no sea el mismo a las siete de la mañana que a las siete de la noche, por ejemplo. Esto se cumple en el nivel cuántico, pero también es posible experimentarlo a través de las propias percepciones. Todos tenemos brotes de energía en ciertos momentos, y rachas de fatiga en otros. El apetito siempre está en proceso de cambio, al igual que los ciclos de descanso y actividad, sueño y vigilia.

Hace mucho tiempo que la ciencia conoce el carácter cíclico de la naturaleza en todos sus niveles y, desde luego, en el de la experiencia humana. Mientras la Tierra gira alrededor del Sol, nuestros cuerpos cambian con esos ciclos. Es probable que nos enamoremos en primavera o nos deprimamos en invierno, y eso se debe a que la bioquímica de nuestro cuerpo cambia a medida que la Tierra se transforma en el transcurso de esos ciclos. Hay otros ciclos que también nos influyen. El mes lunar nos influye a través de los ritmos de las mareas porque se trata de la misma inteligencia que opera en todos lados.

¿Cómo influye esto en las características del sueño de cada individuo? Para comprenderlo, piense en lo lejos que está nuestro modo de vida contemporáneo de los ritmos naturales que gobernaron la experiencia humana hasta hace muy poco tiempo.

En otros tiempos, nuestras actividades, en especial las diurnas, se medían por la salida y la puesta del sol. El granjero trabajaba en el campo hasta que caía la oscuridad, y después se iba a su casa. Y, en general, las vidas de las mujeres estaban regidas por las necesidades de los esposos. Es obvio que todo es muy diferente ahora. Nos levantamos y nos acostamos por el reloj, no por el sol. (Ésta es una evolución muy significativa, que volveremos a tratar en el capítulo 4.) Pocas personas trabajan en el campo y muchas en oficinas de hormigón, acero y cristal, donde no se abren las ventanas y el calor y el frío son creados de manera artificial. Cuando cae la noche, basta con encender las luces y seguir trabajando.

En síntesis, nuestras vidas perdieron contacto con los ritmos de la naturaleza y, por cierto, el sueño es uno de esos ciclos rítmicos. Vivir en armonía con los ritmos naturales permite el paso libre de información biológica e inteligencia y, en cambio, el oponerse a esos ritmos fomenta el desorden en el nivel molecular y la incomodidad en el nivel de la experiencia cotidiana.

El sueño es un estado natural de la conciencia que debería llegar de acuerdo con su propio ciclo cotidiano, año tras año. Es el período de descanso en el que se producen el rejuvenecimiento y la curación. Una vez que usted se libra de los imperativos artificiales de la vida moderna y restablece el equilibrio en el nivel del cuerpo mecánico cuántico, es inevitable que mejoren el sueño y todas las demás funciones físicas. Mejor dicho, no serán mejores sino *perfectas*. Porque esa perfección es inherente a la naturaleza. La imperfección sólo aparece si interferimos en la verdad fundamental.

En consecuencia, en este libro no sólo aprenderá a lograr una noche de sueño mejor sino que, al hacerlo, descubrirá cómo volver a conectarse con usted mismo, de acuerdo con su propia organización perfecta. Aprenderá a vivir en armonía con los ciclos de la naturaleza, a cabalgar las olas de los ritmos naturales. Y no será en absoluto difícil, porque bastará con que se ponga otra vez en contacto con las fuerzas naturales que operan dentro de usted.

Todas las perturbaciones del sueño y muchas enfermedades se deben a que ya no estamos sincronizados con esa parte autorreferida de la inteligencia natural, que se da sin esfuerzo, con facilidad, dichosa y bienaventurada. Como el sueño es una experiencia tan básica, al mejorarlo usted ascenderá automáticamente a una experiencia vital más elevada y satisfactoria.

2

Un enfoque práctico del sueño

Sin dejar de tener en cuenta la perspectiva más amplia que exploramos en el capítulo 1, introduzcamos algunos métodos prácticos que podrá usar para dormir mejor. Todas las técnicas que aparecen en este libro están basadas en una única idea que es, en mi opinión, el factor más importante en relación con esta materia: *Uno no puede obligarse a dormir.*

No se puede dormir a voluntad. No se puede mandar sobre el sueño. Aunque tenga miles de empleados a su entera disposición, sea presidente o reina, no puede obligarse a sí mismo a dormir de una manera ni remotamente parecida a la que utiliza para subir una escalera o memorizar las tablas de multiplicar. Sencillamente, no sirve. El antiguo rey persa, Jerjes, dio latigazos al océano que se negó a obedecerlo. Al tratar de obligar al sueño a obedecerlo, ¿intenta usted «darle latigazos»?

Claro que, siendo el insomnio tan frecuente, casi todos nosotros hemos intentado alguna vez obligarnos a dormir. Ahora, a la luz del día, la sola idea parece cómica, absurda, pero no tiene nada de divertido estar removiéndose, dándose vueltas todas las noches, *exigiéndose* inútilmente conciliar el sueño.

El dormir es un proceso natural, y «tratar» de hacerlo

no tiene el menor resultado positivo. Los intentos no harán más que agravar el insomnio pues, cuanto más se esfuerza y menos éxito obtiene, más frustrante se vuelve la empresa.

La causa de esto es muy profunda: las funciones naturales no obedecen al esfuerzo. La Tierra no *se esfuerza* por girar alrededor del sol, ni la semilla *trata* de germinar en un árbol. La naturaleza funciona sin esfuerzo y siempre toma el camino de la menor resistencia. En eso consiste el principio de acción mínima con eficiencia máxima, y es el que se pone en juego cuando queremos dormirnos.

Por lo tanto, la actitud que hay que adoptar cuando uno se acuesta es la que yo llamo «no me importa». La clave para lograr ese estado mental es una carencia total de conciencia de sí mismo. En otras palabras, no se vigile, no se controle, no se convierta en un comentarista de su problema y, sobre todo, no mire el reloj.

Por el contrario, descanse cómodo, sin darle importancia, y utilice esta actitud como un modo de ponerse en manos de la naturaleza. Quédese tendido en la cama con los ojos cerrados, sin darle importancia al hecho de estar despierto o dormido. El simple acto de quedarse quieto con los ojos cerrados, aunque esté ansioso o inquieto, será muy beneficioso para el organismo.

PERCEPCIÓN ERRÓNEA DEL SUEÑO

Es indudable que las personas son jueces muy poco precisos sobre el comportamiento de su propio sueño. Es probable que usted duerma bastante más de lo que cree, o mucho más. Por ejemplo, aunque no sea posible obligarse a dormir, puede engañarse para hacerlo. Quizá ya lo haya hecho muchas veces sin saberlo.

Se ha demostrado, mediante experimentos basados en sus respectivos EEG y mediciones de polígrafo, que los individuos con dificultades de sueño a menudo creen que durmieron mucho menos de lo que en realidad lo hicieron. Esto se llama percepción errónea del sueño o insomnio subjetivo. Es tan común entre la gente que sufre de insomnio que las clínicas que se ocupan de los desórdenes del sueño informan que la mitad de todos los que no pueden dormir sólo creen no poder hacerlo. Este engaño existe aun en el caso de que se tenga en cuenta la desdicha del durmiente con todo detalle. ¡Personas convencidas de que no habían podido pegar un ojo en toda la noche, en realidad durmieron gran parte del tiempo!

Hay un estudio de la Universidad de Chicago que documenta este fenómeno. Se compararon dos autodenominados insomnes moderados con un grupo de control de treinta y dos durmientes normales, separados por edad, sexo y otras características.

Tras varias noches en el laboratorio de sueño, los insomnes dijeron que les llevó una hora de promedio quedarse dormidos. Según los instrumentos, en cambio, se durmieron en sólo quince minutos. Si bien los insomnes se despertaron en el transcurso de la noche más a menudo que el grupo de control, la disparidad no se acercaba siquiera a lo que imaginaban: cinco horas y tres cuartos de sueño, comparadas con las seis y media del grupo de control.

Este fenómeno de insomnio subjetivo es una de las alteraciones del sueño más fáciles de tratar. Y no cabe duda de que *es* una alteración, pues, en efecto, los sujetos se sienten faltos de sueño y cansados todo el día. En ciertos experimentos, incluso insistieron en que los instrumentos estaban equivocados y en que no habían cerrado los ojos en toda la noche.

La solución al insomnio subjetivo es que el reloj, con

frecuencia el peor enemigo del insomne, se convierta en un aliado. Tenga una libreta junto a la cama y eche vistazos ocasionales al reloj, no a intervalos regulares sino cada vez que sienta la necesidad, y anote la hora. Después de realizar registros a intervalos de diez o quince minutos, muchas personas se sorprenden al descubrir que pasaron varias horas de pronto... y que las pasaron durmiendo. Este procedimiento suele eliminar la sensación de falta de sueño y, con ella, los síntomas de fatiga del día siguiente.

A la luz de la inclinación de muchos insomnes de pensar lo peor, es interesante observar un fenómeno que los psicólogos llaman *beneficio secundario*. La idea es que cuando alguien sufrió de un problema como la falta de sueño, alcoholismo o algún otro estado crónico durante largos períodos, tal vez ese estado produzca beneficios de los que el sujeto ha llegado a depender, aunque no sea consciente de ellos. Estos beneficios secundarios pueden dificultar la solución del problema. Por ejemplo, tal vez usted afirme que podría hacer más tareas en su casa si no estuviese tan cansado por la falta de sueño... pero como lo está, ese grifo que gotea quedará sin arreglar.

También hay quienes, lejos de emplear el insomnio como una excusa, lo ven como una fuente de orgullo y de fuerza. Un joven abogado que trabaja en un estudio importante de Nueva York se encontró en situación de competir contra otros que casi no salían de la oficina durante semanas seguidas, y dormían en los escritorios tres o cuatro horas por noche. «Fue imposible competir con ellos», dijo ese joven abogado, pues su actitud era: «¿Cómo voy a anteponer mi necesidad de sueño a las necesidades de la empresa?»

Según el doctor Peter Hauri, director del Programa de Insomnio de la Clínica Mayo, algunos pacientes consideran que su incapacidad para dormir es una señal de preocupación por los problemas del mundo: «¿Cómo puede alguien dormir en un mundo tan desgraciado como el nuestro?»

Existe el revés de esa percepción engañosa del sueño. Hay personas que creen haber dormido muy bien y, en realidad, durmieron muy poco.

Los investigadores desarrollaron un sistema eficiente para identificar este fenómeno. Una persona bien descansada, saludable, necesita entre diez y quince minutos para dormirse cuando se acuesta por la noche. Pero alguien con falta de sueño pierde conciencia casi de inmediato... aunque sea muy difícil que duerma durante la noche. A decir verdad, una persona privada de sueño no tiene que estar en la cama para dormirse enseguida. En la investigación dirigida por el doctor Thomas Roth, del hospital Henry Ford, de Detroit, se les pidió a un centenar de adultos jóvenes que promediaran su nivel de soñolencia durante el día, y luego se los estudió con respecto a su posible falta de sueño. El 34 por ciento de los que afirmaron no estar soñolientos en absoluto, mostraron señales de graves dificultades para dormir.

Entonces, quedándose quieto en la cama, puede suceder que duerma más o menos de lo que piensa, pero por lo menos logrará un descanso importante, debido al mero hecho de relajarse. No se preocupe pensando si al día siguiente rendirá bien en el trabajo. Los estudios demuestran que, al menos a corto plazo, se pueden cumplir las tareas cotidianas de modo normal aunque no se haya dormido lo suficiente.

Acuéstese a una hora regular, hablaremos más detalladamente de este tema en el capítulo 4, y, una vez acostado, póngase cómodo y no se preocupe por dormir. Deje que su mente vague en libertad. Sitúese en la posición de pensar que descansará tanto como la naturaleza se lo permita en ese momento, tanto como necesite, aunque no esté durmiendo. Está en manos de la naturaleza. Desconecte la luz que usa para leer; dé la vuelta al reloj hacia la pared; no se preocupe por la hora. Simplemente, disfrute de descansar con comodidad. Cuando llegue el sueño, lo hará de manera natural y, mientras tanto, usted obtendrá el beneficio de un valioso descanso y del rejuvenecimiento de todo su organismo.

REMOVERSE Y DAR VUELTAS

A menudo, resulta bastante incómodo estar acostado en la cama sin poder dormir. Quizá la mente se dispare, y hasta es posible que sienta molestia física. En ese caso, deje que suceda. Recuerde que el sueño sirve para borrar la fatiga y la tensión del organismo. Hay un antiguo dicho ayurvédico que dice: El sueño es la niñera de todos los seres vivos. A veces, hay descanso atrasado. Tal vez se haya acumulado una gran cantidad de tensión y ahora necesite liberarla durante la noche. Este trabajo de reparación o de liberación de la tensión puede incrementar la actividad mental y fisiológica, y tal vez lo sienta como molestia física, pensamientos imposibles de detener o ansiedad. Si esto le sucede, debería reconocer esas sensaciones de inquietud corno subproducto del trabajo reparador de la naturaleza y no intentar resistirse a ellas ni preocuparse. Más bien, descanse lo más cómodamente que pueda con los ojos cerrados, sin afligirse para nada. Deje que su mente tome conciencia de su cuerpo y que continúe el proceso de autorreparación.

Quizá, de vez en cuando, descubra una sensación en un punto determinado del cuerpo. Si así ocurre, su atención tendrá que enfocarse con facilidad en esa sensación. Cada vez que haya una turbulencia en su mente, habrá una correspondiente en el cuerpo. Por cada fenómeno mental existe uno físico y, en cuanto a la emoción, no es otra cosa que un pensamiento vinculado con una sensación. Cuando uno pasa la atención de los pensamientos a las sensaciones, lo que hace es disipar la intensidad de la emoción, pues la idea y la sensación ya no están asociadas. Se separan. De ese modo, usted contribuye a la actitud de restar importancia a las cosas dejando que la conciencia pase espontáneamente a la sensación en el cuerpo y luego, también de manera espontánea, a los pensamientos e ideas que la acompañan.

La molestia física se disipará después de cierto tiempo y la conciencia pasará a otro pensamiento u otra parte del cuerpo. Limítese a dejar que pase con la mayor espontaneidad posible. El simple procedimiento de dejar que la conciencia pase de una sensación a otra, de tomar conciencia de las sensaciones, los pensamientos que vienen y van es, de por sí, una técnica contra el insomnio muy poderosa y profunda. Antes de que lo advierta, habrá pasado de pensamientos, ideas y sensaciones a un estado más hondo de sueño, centrado en sí mismo.

NO SE RINDA Y NO SE LEVANTE

Recuerde que, aun cuando se sienta inquieto, lo mejor que puede hacer es, sencillamente, descansar en la cama, con los ojos cerrados. Si bien se ha sugerido a la gente con dificultades para dormir que lea, vea la televisión o se levante de la cama y se mantenga ocupada hasta que sienta cansancio genuino, en mi opinión, es un error. Por un lado, pasa por alto los beneficios reales que se obtienen de descansar tranquilo. Levantarse de la cama para leer o hacer cuentas interferirá con el valioso proceso del descanso y la autorreparación que ya estaba llevándose a cabo. Además, si bien levantarse alivia por un tiempo la desagradable experiencia de estar acostado, despierto, a largo plazo, no soluciona el problema del sueño, insuficiente. Y, por supuesto, tampoco tiene en cuenta el insomnio subjetivo, que ya hemos mencionado.

En síntesis, la actitud que debería presentarse ante el sueño sería la del «no me importa». A medida que adquiera conocimientos y se atenga a las recomendaciones ayurvédicas, le resultará más fácil seguirla.

HACER UN CUADRO DE SUEÑO

Uno de los primeros pasos importantes para enfrentarse al insomnio consiste en documentar sus pautas de sueño. Con ayuda de un simple cuadro, usted estará más al tanto de lo que en realidad sucede con su sueño. En ese cuadro puede registrar la fecha, la hora en que apagó la luz, el número aproximado de veces que se durmió y se despertó, y las veces en que, verdaderamente, se levantó de la cama. También puede disponer de una columna para anotar comentarios u observaciones con respecto a ese día.

Al llenar el cuadro todas las mañanas, cuando se levanta, no sólo podrá documentar los progresos sino que logrará descubrir la relación entre determinadas actividades o cambios en la rutina diaria que puedan estar afectando su sueño e impidiendo el progreso. Por ejemplo, en cierta semana quizá registre que tuvo clases nocturnas y más tensión en el trabajo, y que la semana siguiente notó que su sueño sufría más alteraciones. Por otra parte, a medida que vaya siguiendo las recomendaciones de este libro, es posible que descubra qué recomendaciones tuvieron un efecto más fuerte en su problema de sueño en particular. Sería conveniente que siga llenando el cuadro todas las mañanas hasta que la alteración del sueño haya quedado totalmente resuelta.

LA SOLUCIÓN FUNDAMENTAL DEL INSOMNIO

Ahora ya cuenta con una técnica para poner en práctica cuando se acuesta: descansar con los ojos cerrados y dejar que la conciencia pase de una sensación a otra, de una idea a otra, adoptando una actitud despreocupada. Cuanta más destreza adquiera en el uso de esta técnica, mejor dormirá.

Una vez más quiero enfatizar que la solución real para los problemas de sueño que usted tiene por la noche, subyace en lo que sucede durante el día. Todos esos períodos están relacionados, y concentrarse en uno de ellos sin tener en cuenta el otro significa obtener soluciones de corto plazo. La actividad y el descanso van de la mano y, en consecuencia, debemos prestar atención a lo que sucede durante el día. Si de algún modo, el período de actividad está desequilibrado, esto se reflejará en el período de descanso.

La solución a todos los problemas del sueño consiste en que el período de actividad diaria sea realmente dinámico y satisfactorio. En otras palabras, cuando esté despierto, esté *plenamente* despierto. Ésta es la respuesta fundamental al insomnio, como así también a muchos problemas aparentes de la vida. Cuando haya aprendido a vivir con plena conciencia, vivacidad y dinamismo, el buen sueño llegará de manera natural. Una vez que haya equilibrado las actividades de su vida y disfrute de ese equilibrio, el sueño también lo estará.

En síntesis, a medida que avance en el libro, descubrirá que al resolver los problemas de insomnio resolverá, al mismo tiempo, muchos otros problemas de su vida.

REGISTRO DIARIO DE SUEÑO

Día   Fecha   Sin dormir ......   Dormido......

PAUTA DE SUEÑO

8 9 10 11 12 1 2 3 4 5 6 7 8 9 10 11 12 1 2 3 4 5 6 7 8

• Actividades diurnas, cómo se siente:

_____

• Actividades nocturnas, cómo se siente:

_____

• Observaciones y conclusiones:

Día   Fecha   Sin dormir ......   Dormido......

PAUTA DE SUEÑO

8 9 10 11 12 1 2 3 4 5 6 7 8 9 10 11 12 1 2 3 4 5 6 7 8

• Actividades diurnas, cómo se siente:

_____

• Actividades nocturnas, cómo se siente:

_____

• Observaciones y conclusiones:

Día   Fecha   Sin dormir ......   Dormido......

PAUTA DE SUEÑO

8 9 10 11 12 1 2 3 4 5 6 7 8 9 10 11 12 1 2 3 4 5 6 7 8

• Actividades diurnas, cómo se siente:

_____

• Actividades nocturnas, cómo se siente:

_____

• Observaciones y conclusiones:

SUMARIO

1. Elija una hora razonable (temprano) para acostarse, y fije una rutina sedante que empiece todas las noches a la misma hora.

2. Cuando esté acostado, descanse cómodamente con los ojos cerrados, pensando: «no me importa». Deje que la mente tenga fluida conciencia del cuerpo. Recuerde: logrará un importante descanso, aunque no duerma.

3. Si se siente inquieto o nervioso, o si sus pensamientos se disparan, reconozca que estas sensaciones son causadas por el proceso de curación que está desarrollándose.

4. Si surge una sensación desagradable o dolorosa en cualquier parte del cuerpo, concentre la mente en esa misma sensación. Al pasar la atención de los pensamientos a las sensaciones físicas, se separan y de ese modo se alivia la intensidad de cualquier tensión.

5. Use todas las mañanas el Registro Diario del Sueño para anotar lo que sucedió durante la noche.

3

Descubra a qué tipo ayurvédico
pertenece su cuerpo

Para revivir sin esfuerzo la inteligencia de su cuerpo y restablecer un sueño saludable, tiene que entender cómo funciona aquél. La fuente de conocimientos empleada en este libro proviene del Ayurveda que, en sánscrito, significa «la ciencia de la vida». El Ayurveda es la tradición más antigua del saber relacionado con la salud, que data de más de cinco mil años atrás. Con la información de este capítulo acerca del Ayurveda, usted estará en condiciones de identificar cuál es el tipo particular de cuerpo según antiquísimos principios, y se enterará de los puntos fuertes y débiles asociados con dicho tipo físico.

El concepto de los tipos psicofisiológicos relativos al cuerpo es uno de los más importantes del Ayurveda. A través de él podemos ver cómo nuestro organismo es expresión única de la inteligencia de la naturaleza. Todos hemos experimentado reacciones ante situaciones y circunstancias específicas que son diferentes de las de otras personas. Uno puede oír cierta crítica de parte de alguien y no molestarle en absoluto, y otro, tal vez, reaccione violentamente, con furia; un tercero, quizás empiece a preocuparse por su propia imagen.

Si yo bebo una taza de café, no pasa nada porque tengo una fuerte constitución Kapha; tal vez, otra persona beba un par de sorbos y se le crispen los nervios. En otras palabras, cada uno posee una individualidad psicológica, bioquímica, emocional e intelectual. Somos expresión única de la inteligencia de la naturaleza.

Aunque única, esta inteligencia se manifiesta de acuerdo con ciertos parámetros según los cuales tenemos propensión o tendencia a expresarnos de determinadas maneras. Estas tendencias o propensiones psicofisiológicas se organizan, para el Ayurveda, en tipos orgánicos o «doshas», como se dice en sánscrito. Hay tres doshas básicos que emergen como expresiones de tendencias metabólicas tanto en nuestro cuerpo físico como en nuestro tipo psicológico. Estos tres doshas se conocen en sánscrito como «Vata», «Pitta» y «Kapha». Vata controla todo el movimiento del cuerpo, sea el del pensamiento o el de los intestinos, la vibración de las cuerdas vocales o los ademanes, o incluso la danza del ADN cuando se multiplica. Pitta controla el metabolismo y la digestión, y Kapha, la estructura. Todas las células del cuerpo contienen estos tres principios abstractos básicos: el del movimiento, el del metabolismo y el de la estructura.

El cuerpo debe tener Vata, o movimiento, para respirar, para que funcione el peristaltismo que permite a los alimentos recorrer el tracto digestivo, para que circule la sangre, el corazón siga latiendo y los impulsos nerviosos se transmitan de una parte del cerebro a otra. De Pina, o el metabolismo, depende el procesamiento de los alimentos, el aire y el agua a lo largo de las vías bioquímicas, y el funcionamiento del intelecto. Debe tener Kapha, o estructura, para que las células se mantengan juntas, y para formar músculos, grasa, huesos y articulaciones. La naturaleza necesita los tres doshas para construir un organismo y mantenerlo saludable; la expresión última de la interacción armónica y fluida de los tres doshas es el carácter básico que el Ayurveda llama *prakriti*. Esto determina el tipo de cuerpo, que es el plano donde figuran las tendencias innatas impresas en nuestro sistema.

Según los doshas, cada uno de nosotros está constituido de manera diferente. Si usted es del tipo Vata, eso significa que en usted predominan las características Vata; del mismo modo para los tipos Pitta y Kapha. Para decirlo de otra manera, en cada persona predomina un dosha específico. Conociendo su tipo de organismo, usted puede determinar con mayor precisión su dieta y la clase de ejercicios y rutina cotidiana que le conviene, lo que es muy importante en relación con cualquier problema de salud, ya sea sobrepeso, diabetes, artritis o insomnio.

Cierto tipo de organismos tienen tendencia a cierto tipo de desórdenes. Por ejemplo, los Kapha, tienden al sobrepeso e incluso a la obesidad. Los Vata suelen ser insomnes, inquietos y ansiosos. Claro que esto no significa que si es usted Kapha no pueda tener insomnio o que los tipos Pitta no puedan aumentar de peso. Esto puede sucederle a cualquiera, pero es el dosha Vata el que se desequilibra y provoca insomnio, así como el dosha Kapha es el que, al perturbarse, causa sobrepeso.

Veamos los tipos de cuerpo, uno por uno, para darle una idea de qué clase es usted, o qué combinación de esos tipos. Al entenderlo, le resultará más fácil relacionar la tendencia psicofisiológica al insomnio que viene padeciendo, considerando que éste es, en última instancia, una perturbación o desequilibrio del dosha Vata.

VATA

Por lo general, las personas pertenecientes al tipo Vata son ligeras, de constitución delgada. Realizan actividades con mucha rapidez, y suelen tener apetito y digestión irregulares. Los Vata son, por naturaleza, entusiastas, vivaces e imaginativos. Son excitables, cambian de ánimo con rapidez y, cuando pierden el equilibrio, esos mismos rasgos de entusiasmo, vivacidad e imaginación se manifiestan como ansiedad, aflicción, insomnio, inquietud, inflamación intestinal, desórdenes menstruales o migrañas. Todo eso puede ocurrir cuando Vata se desequilibra.

Los tipos Vata son rápidos para absorber nueva información, pero también suelen olvidarla con facilidad. Como ya dije, tienen tendencia a la preocupación, al estreñimiento, al esfuerzo exagerado y se cansan con frecuencia,

El substrato básico de las personas del tipo Vata es la mutabilidad, y se comportan de manera mucho más impredecible que los Pitta o los Kapha. Su característica distintiva es la variabilidad, sea en tamaño, forma, estado de ánimo o actitud. Para el Vata, la energía mental y física llega en explosiones, sin regularidad, Es característico tener hambre a cualquier hora del día o de la noche; que les agrade la excitación y los cambios permanentes; acostarse a horas diferentes todas las noches; saltarse comidas; en general, tener hábitos cambiantes; digerir bien un día y mal al siguiente; tener arranques emocionales fugaces y que se olvidan rápidamente; caminar a toda velocidad.

Vata es el dosha del movimiento. Por lo general, son livianos y delgados. Suelen tener sueño ligero o inquieto que dura menos de siete horas. Tienen apetito irregular y sufren con frecuencia de problemas digestivos. No suben de peso con facilidad. En lo referido a su salud general, suelen tener enfermedades menores tales como dolores de cabeza, resfriados, y dolores inexplicables. Sin embargo, una persona Vata tiene una personalidad atrayente por su alegría y energía.

Con respecto al temperamento, los Vata florecen con las cosas nuevas. Son mejores para emprender algo que para finalizarlo. Cuando Vata pierde el equilibrio, esto se manifiesta en una inquietud general, frustrante.

Quizás el hecho más importante de Vata es que señala el camino a los otros doshas. Como pierde el equilibrio con más facilidad que Pitta o Kapha, Vata es responsable de las primeras etapas de casi todas las enfermedades. También existe una relación fundamental entre las dificultades de los ritmos de sueño y el desequilibrio del dosha Vata. En consecuencia, es muy importante para todos, sea cual fuere su tipo de cuerpo, mantener el equilibrio de Vata.

PITTA

Los Pitta son de constitución mediana, y también lo son su fuerza y su resistencia. En las personas del tipo Pitta el apetito es agudo, lo mismo que la sed y la digestión. Bajo tensión, tienden al enfado y a la irritabilidad. Suelen tener la piel rojiza, ser rubios y, a menudo, pecosos. Le tienen aversión al sol y al clima cálido. Poseen temperamento emprendedor y disfrutan de los desafíos, son buenos conversadores y de intelecto fuerte. Les resulta muy difícil saltarse comidas. Si la comida se retrasa aunque sea media hora, sienten un hambre devorador y hasta pueden enfurecerse.

El tema básico del tipo Pitta es la intensidad. Cualquier persona de cabello rojizo y rostro rubicundo, contiene una buena proporción de Pitta, del mismo modo que aquél que sea excesivamente ambicioso, de agudo ingenio que no se priva de dar sus opiniones; suele ser audaz, discutidor, o celoso. El lado combativo de Pitta es una tendencia natural, pero no necesita manifestarse cuando el dosha está en equilibrio. En esta situación, los Pitta experimentan emociones cálidas y ardientes.

Pitta regula el metabolismo. Los de este tipo tienen gran apetito y excelente digestión. Si comen demasiado pueden engordar, pero también bajan de peso con facilidad. Por temperamento, tienen inclinación a la ansiedad y la preocupación. Pierden el equilibrio con menos facilidad que los Vata, pero se exigen tanto a sí mismos que se vuelven irritables y hostiles.

En lo que se refiere al sueño, los tipos Pitta son los que más se acercan de los tres doshas a las ocho horas «normales» y, por lo general, duermen profundamente. Si padecen de insomnio, por lo común suelen despertarse en mitad de la noche sintiéndose acalorados.

KAPHA

Los tipos Kapha tienen constitución sólida y fuerte. Gozan de gran fuerza física, resistencia, y energía constante. Se mueven con lentitud y con gracia. Despliegan características de tranquilidad, tienen personalidad serena, y no estallan con facilidad. Si se los examina, se ve que tienen la piel fresca y suave, a menudo gruesa, blanca y bastante grasa. Los Kapha son lentos para captar la información, pero tienen excelente retención. Tienden al sueño pesado, prolongado, de modo que, por lo general, los Kapha no sufren de insomnio. La digestión es lenta y moderada, tienen una actitud afectuosa, tolerante y benévola, y suelen ser posesivos y complacientes. La gente de esta clase tiende a la obesidad y a desarrollar niveles bajos de actividad cuando están desequilibrados.

El tema básico del tipo Kapha es la calma. El dosha Kapha, el principio estructural del cuerpo, da estabilidad y firmeza. Ofrece reservas de fuerza y energía físicas que se encuentran en el cuerpo sólido y pesado de los Kapha típicos. El Ayurveda los considera afortunados porque, por lo general, gozan de perfecta salud. Más aun, su personalidad expresa una visión serena, feliz, tranquila del mundo. Por ejemplo, es muy característico de este tipo reflexionar mucho antes de tomar una decisión, levantarse con lentitud, quedarse en la cama largo rato, necesitar una taza de café antes de levantarse. Los Kapha suelen estar satisfechos con el *statu quo* y tratan de preservarlo siendo conciliadores, respetando los sentimientos de otros, por quienes los Kappa sienten genuina simpatía, y buscar consuelo emocional en la comida. Tienen movimientos llenos de gracia, ojos líquidos y un andar deslizante aunque estén gordos.

Como dije antes, los Kappa no suelen sufrir de insomnio y gozan de sueño profundo. Cuando sufren alteraciones del sueño, suelen dormir más de la cuenta. Tienden a despertarse con lentitud, hasta aturdidos, y comenzar el día sin prisa. Además, se aferran a las cosas, ya sea a la comida, los líquidos, las grasas, el sueño o las relaciones, en especial si están bajo presión.

LOS TRES DOSHAS

Las funciones básicas	Las cualidades

VATA

Gobierna las funciones corporales vinculadas al movimiento.	Movedizos, rápidos, livianos, fríos, ásperos, secos; dirigen a los otros doshas.

PITTA

Gobierna las funciones corporales relacionadas con el calor y el metabolismo.	Calientes, agudos, livianos, ácidos, un tanto grasos.

KAPHA

Gobierna las funciones corporales relacionadas con la estructura y el equilibrio de los fluidos.	Pesados, grasosos, lentos, fríos, firmes, sólidos, aburridos.

DIEZ TIPOS CONSTITUCIONALES

TIPOS DE UN DOSHA

Vata	Pitta	Capa

TIPOS DE DOS DOSHAS

Vata-Pitta	Pista-Kapha	Vata-Kapha
Pista-Vata	Kapha-Pista	Kapha-Vata

TIPOS DE TRES DOSHAS

Vata-Pitta-Kapha

Puede ser que usted se encuentre en una de las descripciones siguientes. Aprenda a respetar su identidad ayurvédica y, en lo que se refiere a nuestro objetivo, a lo relacionado con las necesidades de sueño.

CARACTERÍSTICAS DEL TIPO VATA
- Constitución liviana, delgada.
- Desarrolla las actividades con rapidez.
- Hambre y digestión irregulares.
- Sueño liviano, interrumpido; tendencia al insomnio.
- Entusiasmo, vivacidad, imaginación.
- Excitabilidad, ánimo cambiante.
- Rápido para absorber nueva información, y también para olvidarla.
- Tendencia a la preocupación.
- Tendencia a la constipación.
- Se fatigan con facilidad; tendencia a esforzarse demasiado.
- Energía mental y física en rachas.

ES MUY PROPIO DE VATA:
- Tener hambre a cualquier hora del día o de la noche.
- Que les encante la excitación y el cambio permanente.
- Ir a acostarse a horas diferentes todas las noches, saltarse alguna comida y, en general, hábitos cambiantes.
- Digerir bien un día y mal al siguiente.
- Desplegar explosiones emocionales fugaces y olvidarlas rápidamente.
- Caminar velozmente.

CARACTERÍSTICAS DEL TIPO PITTA:

- Constitución mediana.
- Fuerza y resistencia medianas.
- Apetito y sed agudos; digestión fuerte.
- Tendencia al enfado y a la irritabilidad, bajo presión.
- Rubios, de piel rubicunda, a menudo pecosos.
- Aversión al sol y al clima cálido.
- Carácter emprendedor, aman los desafíos.
- Intelecto agudo.
- Discurso preciso, bien articulado.
- No puede saltarse comidas.
- Rubios, castaños claros, o cabello rojizo (o con reflejos cobrizos).

ES MUY PROPIO DE PITTA:

- Sentir un hambre devorador si la cena se retrasa media hora.
- Vivir pendiente del reloj y resentirse por la pérdida de tiempo.
- Despertarse de noche sintiéndose acalorado y con sed.
- Hacerse cargo de la situación o sentir que debería hacerlo.
- Aprender de la experiencia que, para los demás, usted es demasiado exigente, sarcástico o crítico, en ocasiones.
- Caminar con paso decidido.

CARACTERÍSTICAS DEL TIPO KHAPA:

- Constitución sólida y fuerte; gran fuerza y resistencia físicas.
- Energía constante; movimientos lentos y graciosos.

- Personalidad tranquila, relajada; lento para enfadarse.
- Piel fría, suave, gruesa, pálida; a menudo grasa.
- Lento para captar nuevas ideas, pero buena memoria.
- Sueño pesado, prolongado.
- Tendencia a la obesidad.
- Digestión lenta, apetito moderado.
- Afectuoso, tolerante, benévolo.
- Tendencia a ser posesivo, complaciente.

ES MUY PROPIO DE KHAPA:
- Reflexionar las cosas mucho tiempo antes de tomar una decisión.
- Despertarse lentamente, quedarse en la cama largo rato, y necesitar una taza de café para levantarse.
- Estar satisfecho con el *statu quo* y preservarlo siendo respetuoso con el de los demás.
- Respetar los sentimientos de los demás (por los que siente genuina simpatía).
- Buscar consuelo emocional en la comida.
- Moverse con gracia, tener ojos líquidos y un andar deslizante aunque haya sobrepeso.

Al final de este capítulo, usted encontrará una prueba de tipos ayurvédicos. Cuando haga esa prueba, sabrá dónde ubicarse en esa clasificación psicofisiológica. El equilibrio entre los tres doshas ofrece una coordinación perfecta de mente y cuerpo y, en consecuencia, una integración de funciones fisiológicas. A ese objetivo apuntamos. Logrará sueño normal de manera natural, del mismo modo que un estado saludable también en vigilia. Las perturbaciones del sueño se originan en el desequilibrio de uno o más doshas.

Algo importante que debe conocer sobre su tipo de organismo es que el dosha dominante en cada individuo es el que más a menudo se desequilibra. En especial, con respecto al dosha Vata, porque es rápido y móvil y tiene la característica de perder con facilidad el equilibrio. Si piensa en los síntomas del insomnio, advertirá de inmediato que el dosha Vata es el que provoca problemas de sueño. Eso se debe a que Vata es activo, liviano, veloz, sutil y cambiante. Si hay mucho Vata, es bastante probable que aparezcan perturbaciones del sueño. Cuando Vata está muy activo, la mente se desasosiega y le cuesta serenarse. Pero si revisa las cualidades de Kapha, verá que, normalmente, se asocian con el sueño profundo: pesadez, solidez, suavidad, estolidez, incluso dulzura (por ejemplo, hablamos de dulces sueños). Así, el Kapha perturbado casi nunca es culpable de los desórdenes del sueño. Con frecuencia puede ser Pitta el que esté involucrado en los problemas para dormir, aunque mucho menos que Vata.

Después de llenar el cuestionario sobre su tipo de organismo, tal vez descubra que Vata era parte de su tipo y que usted es Vata o bien, Vata-Pitta, porque como, en realidad, es el desequilibrio el que provoca el síntoma del insomnio, teóricamente cualquiera de los tipos puede tener esa clase de desequilibrio y, en consecuencia, insomnio. Sin embargo, los que lo presentan con más frecuencia son los tipos Vata o Vata-Pitta. Éste es el dosha al que más atención debemos prestar. Es el tipo con mayor tendencia a preocuparse y tal vez reaccione de manera exagerada a las situaciones que se presentan durante el día.

Es interesante señalar que los fisiólogos del sueño definieron diferentes clases de durmientes, y esto se correlaciona a la perfección con el conocimiento ayurvédico con respecto a los tipos orgánicos. Un ejemplo sorprendente es el que los especialistas del sueño definen como sobreexcitado. Estos especialistas describen esta persona-lidad como nerviosa y desorganizada, y también con ten-dencia a la preocupación y a la aflicción, a sumirse en los problemas mucho después de haberlos superado. Esta observación de los especialistas coincide claramente con algunas de las características mentales del tipo Vata, pero deja de lado importantes características fisiológicas que lo acompañan.

Una importante observación final para este capítulo es que los individuos necesitan diferentes cantidades de sueño para sentirse frescos y descansados. Por eso, olvi-de toda idea preconcebida relacionada con la cantidad de horas de sueño que necesita. Es cierto que los Kapha necesitan más y los Vata menos, pero lo que queremos lograr es que todos gocen de una condición equilibrada, renovada de mente y cuerpo en todo momento. La na-turaleza se encarga de la cantidad de horas adecuada para su tipo particular, Sabremos que hemos resuelto el pro-blema del insomnio cuando nos levantemos por la mañana listos para enfrentarnos a los desafíos del mundo con vi-talidad y energía.

CUESTIONARIO AYURVEDA DEL TIPO DE CUERPO

El siguiente cuestionario está dividido en tres seccio-nes. Las primeras 20 preguntas se refieren al dosha Vata; lea cada afirmación y asígnele una puntuación de 0 a 6 que se aplique a usted.

0 = No se aplica a mí

3 = Se aplica a mí en cierto modo (o parte del tiempo)

6 = Se aplica a mí en su mayoría (o casi todo el tiempo)

Al final de la sección, anote su puntuación total Vata. Por ejemplo, si adjudicó 6 puntos a la primera pregunta, 3 a la segunda y 2 a la tercera, esa puntuación será 6 + 3 + 2 = 11. Sume toda la sección del mismo modo, y así obtendrá su puntuación final Vata. Continúe con las 20 preguntas para Pitta y para Kapha.

Cuando termine, tendrá tres puntuaciones separadas. Al compararlas, determinará su tipo orgánico.

En lo que se refiere a rasgos físicos objetivos, no cabe duda de que su elección será obvia. En cuanto a los mentales y de comportamiento, que son más subjetivos, tendrá que responder según cómo se siente y actúa la mayor parte de la vida o, por lo menos, los últimos años.

SECCIÓN I: VATA

		No se aplica	Se aplica a veces		Se aplica casi siempre		
1.	Desarrollo la actividad con mucha rapidez.	0	1	2	3	4	5 6
2.	No retengo bien las cosas en la memoria y me cuesta recordarlas luego.	0	1	2	3	4	5 6
3.	Mi naturaleza es entusiasta y vivaz.	0	1	2	3	4	5 6
4.	Soy físicamente delgado. Me cuesta aumentar de peso.	0	1	2	3	4	5 6
5.	Siempre aprendí las cosas con mucha rapidez.	0	1	2	3	4	5 6
6.	Mi andar característico es de paso leve y rápido.	0	1	2	3	4	5 6
7.	Suelo tener dificultad para tomar decisiones.	0	1	2	3	4	5 6
8.	Tengo tendencia a acumular gases y me constipo con facilidad	0	1	2	3	4	5 6
9.	Suelo tener las manos y los pies fríos.	0	1	2	3	4	5 6
10.	Con frecuencia, siento ansiedad y preocupación.	0	1	2	3	4	5 6

		No se aplica	Se aplica a veces			Se aplica casi siempre		
11.	No tolero el clima frío tan bien como otras personas	0	1	2	3	4	5	6
12.	Hablo rápido y mis amigos opinan que hablo demasiado.	0	1	2	3	4	5	6
13.	Cambio de ánimo con facilidad, y soy de naturaleza algo emotiva.	0	1	2	3	4	5	6
14.	A menudo tengo dificultades para dormir o para lograr una noche de sueño profundo.	0	1	2	3	4	5	6
15.	Mi piel tiene tendencia a la sequedad, sobre todo en invierno.	0	1	2	3	4	5	6
16.	Tengo una mente muy activa, en ocasiones inquieta, pero también soy muy imaginativo.	0	1	2	3	4	5	6
17.	Soy de movimientos rápidos y activos; la energía me llega por rachas.	0	1	2	3	4	5	6
18.	Me excito con facilidad.	0	1	2	3	4	5	6
19.	Suelo tener hábitos regulares para comer y dormir.	0	1	2	3	4	5	6
20.	Aprendo con rapidez, pero también olvido con rapidez.	0	1	2	3	4	5	6

PUNTUACIÓN VATA ....

SECCIÓN 2: PITTA

		No se aplica	Se aplica a veces			Se aplica casi siempre		
1.	Me considero muy eficiente.	0	1	2	3	4	5	6
2.	Suelo ser muy preciso y ordenado en mis actividades.	0	1	2	3	4	5	6
3.	Soy decidido y tengo modales un tanto autoritarios.	0	1	2	3	4	5	6
4.	En climas cálidos, me siento mal o me fatigo con facilidad en mayor medida que otros.	0	1	2	3	4	5	6

		No se aplica		Se aplica a veces		Se aplica casi siempre	
5.	Transpiro con facilidad.	0	1	2	3	4	5 6
6.	Me enfado o me irrito con facilidad, aunque no siempre lo demuestre.	0	1	2	3	4	5 6
7.	Si me salto una comida o ésta se retrasa, me siento mal.	0	1	2	3	4	5 6
8.	Mi cabello podría describirse con una o. todas estas características: • encanece o me quedo calvo joven • delgado, fino, lacio • rubio, rojizo o color arena	0	1	2	3	4	5 6
9.	Tengo buen apetito; si quiero, puedo comer grandes cantidades.	0	1	2	3	4	5 6
10.	Muchos me consideran obstinado.	0	1	2	3	4	5 6
11.	Mi funcionamiento irregular es muy regular; es más frecuente que tenga diarrea que estreñimiento.	0	1	2	3	4	5 6
12.	Me impaciento con facilidad.	0	1	2	3	4	5 6
13.	Suelo ser perfeccionista y detallista.	0	1	2	3	4	5 6
14.	Me enojo con facilidad, pero se me pasa rápido.	0	1	2	3	4	5 6
15.	Me gustan mucho los alimentos fríos como las bebidas y cremas heladas.	0	1	2	3	4	5 6
16.	Es más probable que sienta frío que calor en una habitación.	0	1	2	3	4	5 6
17.	No tolero las comidas muy calientes ni muy condimentadas.	0	1	2	3	4	5 6
18.	No soy todo lo tolerante que debería con los desacuerdos.	0	1	2	3	4	5 6
19.	Disfruto los desafíos y, cuando quiero algo, lo persigo con gran decisión.	0	1	2	3	4	5 6
20.	Suelo ser demasiado crítico hacia los demás, y también hacia mí mismo.	0	1	2	3	4	5 6

PUNTUACIÓN PITTA ....

	No se aplica	Se aplica a veces			Se aplica casi siempre		
1. Naturalmente, tiendo a hacer las cosas de manera lenta y tranquila.	0	1	2	3	4	5	6
2. Subo de peso con más facilidad que otra gente, y me cuesta más bajar.	0	1	2	3	4	5	6
3. Tengo carácter plácido y calmado; no me irrito con facilidad.	0	1	2	3	4	5	6
4. No tengo dificultad en saltarme comidas.	0	1	2	3	4	5	6
5. Tiendo a padecer un exceso de mucosidad o flema, congestión crónica, asma o problemas de sinusitis.	0	1	2	3	4	5	6
6. Para sentirme bien al día siguiente, necesito por lo menos ocho horas de sueño.	0	1	2	3	4	5	6
7. Duermo profundamente.	0	1	2	3	4	5	6
8. Soy calmado por naturaleza y no me enfado con facilidad.							
9. No aprendo con tanta rapidez como otros, pero tengo excelente retención y muy buena memoria.	0	1	2	3	4	5	6
	0	1	2	3	4	5	6
10. Tiendo a ponerme rollizo; acumulo grasa con facilidad.	0	1	2	3	4	5	6
11. Me molesta el tiempo frío y húmedo.	0	1	2	3	4	5	6
12. Mi cabello es grueso, oscuro y ondeado.	0	1	2	3	4	5	6
13. Mi piel es tersa, suave con una tonalidad más bien pálida.	0	1	2	3	4	5	6
14. Soy de constitución grande y sólida.	0	1	2	3	4	5	6
15. Las siguientes palabras me describen bien: sereno, de carácter dulce, afectuoso y benévolo.	0	1	2	3	4	5	6
16. Tengo digestión lenta, y me siento pesado después de comer.							

	No se aplica	Se aplica a veces	Se aplica casi siempre
17. Dispongo de buena fuerza y resistencia físicas, y un nivel parejo de energía.	0 1	2 3	4 5 6
18. Por lo general, camino lentamente a paso tranquilo.	0 1	2 3	4 5 6
19. Tiendo a dormir de más y cuando me despierto estoy aturdido, y me retraso en estar listo.	0 1	2 3	4 5 6
20. Como con lentitud, y soy de acciones lentas y metódicas.	0 1	2 3	4 5 6

PUNTUACIÓN KAPHA ....

PUNTUACIÓN FINAL

....
VATA PITTA KAPHA

CÓMO DETERMINAR SU TIPO DE CUERPO

Usted ya sumó la puntuación, y ahora puede determinar a qué tipo pertenece. Aunque sólo hay tres doshas, recuerde que el Ayurveda los combina de diez maneras y llega a diez tipos de cuerpo.

• **Si una puntuación es más alta que las otras, tal vez usted sea de un tipo de dosha único.**
  Tipos de un solo dosha
  Vata
  Pitta
  Kapha

Sin duda, usted es tipo de un solo dosha si la puntuación es el doble que el del dosha más alto que le sigue (por ejemplo, Vata 90, Pitta 45, Kapha 35). En los tipos de un solo dosha, las características de Vata, Pitta o Kapha son muy evidentes. El dosha que le sigue en puntuación tal vez se manifieste en sus tendencias naturales, pero será mucho menos evidente.

- **Si no domina ningún dosha en particular, usted es de dos doshas.**
  Tipos de dos doshas
  Vata-Pitta o Pitta-Vata
  Pitta-Kapha o Kapha-Pitta
  Vata-Kapha o Kapha-Vata

Si usted es de dos doshas, predominarán los rasgos de los dos doshas líderes. El de puntuación más alta es más importante en su tipo de organismo, pero los dos importan.

La mayoría de las personas son de tipo de dos doshas. Un tipo de dos doshas puede tener una puntuación como esta: Vata-80, Pitta-90, Kapha-20. Si obtuvo esa puntuación, puede considerarse un tipo Pitta-Vata.

- **Si tres puntuaciones son casi iguales, es probable que usted se clasifique como un tipo de tres doshas.**
  Tipos de tres doshas
  Vata-Pitta-Kapha

Pero éste es considerado el tipo más raro. Revise sus respuestas o pídale a un amigo que lo haga con usted. También puede volver a leer las descripciones de Vata, Pitta y Kapha en las págs. 37 a 45 para ver si uno o dos doshas predominan en su caracterización.

4

Sintonizar los ritmos de la naturaleza

«Todo lo que ocurre de acuerdo, con la naturaleza debe considerarse saludable», escribió Cicerón, el estadista romano. Nuestro cuerpo se guía por ciclos o ritmos naturales... o por lo menos ése era su propósito. En la sociedad contemporánea, donde existen las realidades del trabajo, los viajes y todas las posibilidades de distracción y entretenimiento que se nos presentan continuamente ante la vista, es difícil comprender que existe a nuestro alrededor un vasto universo ordenado que funciona siguiendo un ritmo de compleja estructura, casi sinfónico. Y aunque tratemos de ignorarlo, se reafirma hasta en la rutina de la vida cotidiana.

El mismo ciclo dormir/soñar/levantarse es, o debería ser, una expresión de esa armonía natural, omnipresente. Si nos tomáramos tiempo para mirar, podríamos verla casi en todas partes. La Tierra rota sobre su eje cada veinticuatro horas y le lleva 365 días y cuarto dar la vuelta alrededor del sol. A la luna le lleva entre veintiocho y veintinueve días para dar la vuelta completa a la Tierra. Los ritmos de las mareas expresan los efectos de la gravedad del sol y de la luna. Claro que todo esto es en gran escala, y hace poco tiempo que la ciencia moderna comenzó a reconocer hasta qué punto esos ritmos cósmicos tienen su contrapartida en la fisiología de los seres humanos. Por ejemplo, existen evidencias de que es de una enorme importancia en los resultados del tratamiento en qué punto del ciclo mensual se somete a cirugía una paciente de cáncer de pecho. También hay fuertes evidencias de que enfermedades como la depresión clínica sufren intensa influencia de los cambios estacionales, y hasta de los distintos momentos del día.

Para disfrutar de un sueño perfecto es esencial comprender hasta qué punto la cadencia de nuestras experiencias internas soportan la influencia de aquellos ritmos más amplios que nos rodean, del mismo modo que una bailarina sentirá la necesidad de moverse al ritmo de la percusión de la orquesta. No es exagerado decir que el ritmo biológico interno que cada uno de nosotros percibe dentro de sí, es en realidad la expresión del ritmo externo de la naturaleza. Dicho de otro modo, interno o externo, esos ritmos no son más que dos expresiones de los mismos ciclos naturales que siguen un orden escrupuloso. Estos ciclos se pueden encontrar en los reinos vegetal y animal, y hasta fueron observados en células aisladas y en organismos unicelulares.

Por ejemplo, los estudios demostraron que ciertas plantas, sensibles al ciclo día-noche, pueden dejarse en un sitio oscuro durante varios días seguidos y continuarán abriendo y cerrando las hojas según ese ciclo, aunque no estén expuestas a la luz directa del sol. Esto demuestra cuán hondamente están integrados estos ciclos en cada aspecto de la naturaleza.

Si nos referimos a la influencia que estos ciclos tienen sobre nuestras vidas cotidianas, hay un fenómeno muy bien documentado que merece una minuciosa atención. Los científicos lo denominan *ritmo circadiano*, y es el modo en que los ciclos biológicos se repiten con intervalos aproximados de veinticuatro horas. Muchos de los signos vitales del cuerpo están gobernados por los ritmos circadianos: por ejemplo, las funciones neurológicas y endocrinas siguen un ritmo de veinticuatro horas, igual que las fluctuaciones de temperatura, la producción de hormonas y enzimas, la excreción electrolítica, y el ciclo de sueño/despertar.

Se estableció por primera vez la importancia del ritmo circadiano hace más de treinta años, al realizar una serie de experimentos en el sótano de un hospital de Munich. Se instaló a un grupo de voluntarios en un cuarto sin ventanas, aislado de todo aquello que ofreciera una clave acerca de qué hora era o qué día de la semana. Se les permitió fijar y seguir sus propios horarios para comer y dormir. Este estudio y otros posteriores revelaron que el cuerpo humano funciona según un ciclo aproximado de veinticuatro horas.

Esto es muy importante, pues sugiere que si nuestros marcadores internos no están regulados empezarán a llevarnos hacia un horario que nos alejará cada vez más de lo que el mundo considera horas normales. Dicho de otro modo, al término de dos semanas estaremos tomando el desayuno a medianoche y acostándonos al amanecer.

Si examinamos más a fondo las explicaciones y exploramos las causas fundamentales, las irregularidades del reloj biológico interno aparecerán como las más importantes del insomnio. Es interesante advertir que esta pérdida de sincronización entre el individuo y su medio ambiente natural es un fenómeno relativamente reciente, por lo menos en el grado en que lo vivimos en la actualidad, y yo culpo de esto a dos innovaciones que son importantes beneficios de la vida contemporánea, pero que son enemigos del sueño natural del que gozaban nuestros antecesores.

Estas dos innovaciones, que aparecieron en Norteamérica, casi en el mismo momento histórico, son la lamparilla eléctrica y la noción del tiempo estandarizado.

EL COMIENZO DEL TIEMPO MODERNO

La medición del tiempo, tal como se hace en la actualidad, no empezó hasta el siglo XIX, después de la Guerra de Secesión. Hasta entonces, muchas regiones determinaban el tiempo por la posición del sol. Por lo tanto, «comunidades separadas por kilómetros también estaban separadas por minutos». Solía ocurrir que esto provocaba problemas de interpretación y, en consecuencia, confusiones.

Por ejemplo, como el sol parece trasladarse en el cielo de Este a Oeste, en Sacramento, California, era tres horas más temprano que en la ciudad de Nueva York, que está a más de cuatro mil ochocientos kilómetros; pero en Sacramento, a su vez, era cuatro minutos más tarde que en la vecina San Francisco. Los ferrocarriles funcionaban según versiones diferentes del tiempo según la situación de las ciudades cabecera, y en las estaciones de tren se veía una variedad de relojes, uno por cada una de las muchas compañías.

De hecho, fueron los ferrocarriles los que provocaron el cambio al tiempo estandarizado. Pero la transformación no se realizó fácilmente, pues el sistema reinante no disgustaba a la gente. En el presente aceptamos por entero la idea de un tiempo correcto que gobierna nuestras vidas. La hora no es una cuestión de opinión individual o de interpretación, suponemos que existe en algún sitio, quizás en Greenwich, Inglaterra, y podemos oírlo por teléfono o por radio. Si a usted se le ocurriese discutir seriamente la hora, sin duda lo considerarían extraño.

Pero fueron necesarios diez años de reuniones entre los ejecutivos de los ferrocarriles y diferentes meteorólogos para que, el 18 de noviembre de 1883, se hiciera efectiva la Hora Standard, cuando se dejó caer una gran bola desde la cima de un edificio en la ciudad de Nueva York, tradición que aún continúa la noche de Año Nuevo. No todos aceptaron con alegría la innovación. Ciertos estados se negaron a seguir la nueva pauta, y el *Indianapolis Daily Sentinel* expresó lo que llegó a convertirse en la dura realidad de la situación: «El sol ya no es el jefe del trabajo. Cincuenta y cinco millones de personas ahora comen, duermen, trabajan y hasta viajan según la hora del ferrocarril.»

¿Significa esto que me opongo a la hora estándar? No y, de todos modos, es un poco tarde para reclamaciones. Quiero vivir en el mismo mundo que todos los demás. En este mismo capítulo, más adelante, aprenderá de qué manera incluso el reloj despertador, ese elemento que refuerza la ansiedad relacionada con el tiempo individual, puede usarse como aliado en la causa de un sueño mejor. Sin embargo, en relación con el alejamiento de los ritmos naturales hacia la experiencia de una realidad externa determinante, controlada por máquinas construidas por el hombre, la introducción de la hora oficial es de enorme significación.

QUE SE HAGA LA LUZ ELÉCTRICA

Desde el punto de vista del que pretende dormir, no hay mucho que decir en favor de la lamparilla eléctrica.

Luego de que Edison inventara la lámpara eléctrica, en 1879, dejó de existir la oscuridad como se conocía hasta el momento. La luz de gas que iluminaba las casas urbanas hasta ese año y las lámparas de aceite que ardían en las zonas rurales eran eficaces hasta cierto punto, pero tenían desventajas que impulsaban a la gente a apagarlas e ir a acostarse. Por ejemplo, era difícil leer mucho tiempo a la luz de gas o de aceite y, comparada con la electricidad, era sucia. Además, comparado con mover un interruptor, el uso del gas o del aceite representaba cierto esfuerzo, en ocasiones incluso era peligroso. (Emily Dickinson, poetisa del siglo XIX, prefería escribir en absoluta oscuridad antes que lidiar con ellas.) Pero con la electricidad no había ninguno de esos inconvenientes. Al cambiar el siglo, fue posible pasar toda la noche leyendo los horarios oficiales de los trenes.

La introducción de la luz eléctrica en los hogares fue otro factor importante que nos distanció del ciclo natural del día y de la noche pero, por comparación, el efecto de la luz eléctrica *de afuera* sobre nuestros hábitos de sueño fue mucho mayor aún. Por un lado, la iluminación eléctrica de las calles aumentó mucho el nivel de seguridad de las personas cuando salían de noche. Por otra, se manifestó en formas modernas de publicidad, que provocó toda clase de impulsos para salir. Teatros, restaurantes y hasta parques de diversión estaban totalmente iluminados por dentro y por fuera pocos años después de la invención de la lamparilla eléctrica. Y en la Columbian Exposition, en Chicago en 1893, la maravilla de la luz eléctrica iluminó, literalmente, miles de bienes de consumo en un amplio almacén creado especialmente para la feria.

A través de la historia, podemos ver que las personas se quedaban en su casa de noche y, entre otras cosas, dormían. La mayoría vivía en el campo y los que no, tenían demasiado miedo de las calles pobremente iluminadas para correr riesgos. Pero, al comienzo del siglo XX, la gente comenzó a mudarse a las ciudades y también a alejarse cada vez más de los ritmos naturales de luz y oscuridad, de dormir y despertarse. Por supuesto, salían más pero tal vez durmiesen menos y, sin duda, peor.

RESTABLECER LA ARMONÍA

Recuerde que, según el Ayurveda, la irregularidad y los cambios son características de Vata. La divergencia creciente entre nuestras rutinas cotidianas y los ritmos naturales de la vida fueron fundamentales para crear la sensación de inestabilidad que surge del desequilibrio de Vata. Al presente, este desequilibrio puede considerarse epidémico.

Ese estilo de vida irregular tiene tentaciones que atraen a muchas personas pero, si está preocupado por la calidad de su sueño, tiene que aprender a recuperar el ritmo corporal en armonía con los ciclos naturales que lo rodean. Porque los ritmos de la naturaleza siguen existiendo y reafirmando su fuerza más allá y por encima de cualquier distracción inventada por el hombre. El sol sigue saliendo y poniéndose, las mareas suben y bajan, y estos fenómenos continúan siendo enormemente poderosos, ejerciendo gran influencia, aunque no lo reconozcamos.

El resto de este capítulo está dedicado a ayudarlo a usted a volver a poner en hora ese reloj biológico, restaurarle su funcionamiento regular, ordenado, de acuerdo con todos los ciclos naturales. Éste es un elemento clave de nuestro tratamiento del insomnio.

Los científicos han observado muchas influencias diferentes en nuestra fisiología a lo largo del ciclo diario. La temperatura del cuerpo, el peso, el equilibrio de los fluidos y los distintos termostatos que existen en el organismo experimentan cambios de un minuto a otro, de hora en hora. Pero el Ayurveda afirma que dentro de nosotros hay ciclos principales que nos gobiernan a través del cuerpo mecánico cuántico y que cada día pasamos por varios de dichos ciclos que pueden definirse según Vata, Pitta y Kapha.

Existen tres ciclos, en cada uno de los cuales predomina un dosha diferente, que se suceden desde el amanecer hasta la puesta del sol, y que se repiten del anochecer al amanecer. Las horas aproximadas son: desde las 6:00 a las 10:00 A.M. o P.M., domina la influencia de Kapha en el medio ambiente. Desde las 10:00 a las 2:00 A.M. o P.M., domina la influencia de Pitta. Desde las 2:00 a las 6:00 A.M. o P.M. domina la influencia de Vata.

Uno de los aspectos más importantes de vivir a tono con la naturaleza es respetar esos ciclos básicos en los que se apoya nuestra existencia física. No fuimos hechos para luchar contra las ondas de la naturaleza sino para cabalgar sobre ellas, y nuestros cuerpos lo necesitan. Es al interferir ese proceso cuando nos sentimos mal, ya sea por insomnio o por cualquier otro desorden.

EL CICLO DIARIO DE LOS DOSHAS

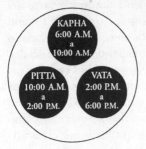 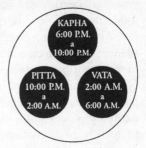

PRIMER CICLO	SEGUNDO CICLO

Kapha predomina de: 6:00 A.M. a 10.00 A.M.
Pitta predomina de: 10:00 A.M. a 2:00 P.M.
Vata predomina de: 2:00 P.M. a 6:00 P.M.

Kapha predomina de: 6:00 P.M. a 10.00 P.M.
Pitta predomina de: 10:00 P.M. a 2:00 A.M.
Vata predomina de: 2:00 A.M. a 6:00 A.M.

LA HORA MÁS IMPORTANTE DEL DÍA

Basta con mirar alrededor para ver la influencia obvia de los ciclos naturales. No vemos que los pájaros se despierten de noche, salvo los búhos, que tienen su propio ritmo biológico y su propio lugar en el esquema de la naturaleza. De noche, cuando miramos alrededor, vemos que la naturaleza descansa. Cuando el sol se pone, todo está tranquilo y la naturaleza se apacigua. Nosotros mismos nos sentimos a gusto sentados, relajándonos para pasar la velada. Claro que si usted vive en una gran ciudad, al contemplar la dinámica actividad nocturna se preguntará dónde fue a parar el silencio del ambiente. Pero esta actividad no se debe a la influencia que se halla presente en la naturaleza misma sino que forma parte del moderno estilo de vida, que nos acarrea conflictos con ella. Al observarla, encontramos una quietud, un pesado silencio en el ambiente, durante el período Kapha del día. Si lo permitimos, esto se reflejará también en nuestros cuerpos, que también se sentirán pesados y preparados para el sueño. Si estamos sintonizados con este ritmo natural y potenciamos este impulso a descansar como parte de la rutina cotidiana, es improbable que el insomnio se convierta en un problema. Pero si resistimos el deseo de dormir, se fijará un modelo completamente diferente.

Por eso, las 10:P.M. es un punto eje en todo el ciclo de veinticuatro horas. Es el punto de inflexión entre los períodos Kapha y Pitta de la noche. Ayurveda recomienda ir a acostarse a esa hora o antes del momento de inflexión, pues es la hora en que la mente y el cuerpo están bajo la influencia del dosha Kapha. Si recuerda las características de Kapha: monótono, pesado, lento, estable, comprenderá que esta influencia en el ambiente es la base del sueño.

¿Qué sucede si no se acuesta a las 10:00 P.M., cuando comienza la influencia de Pitta? A las 10:30, esta influencia energizante se reanimó en el ambiente. Recuerde que Pitta es un dosha activo cuyas cualidades son la ligereza, la agudeza y el calor, que implica actividad. Esta influencia provocará actividad en usted.

La mayoría de las personas descubrirá que si se quedan despiertas hasta las 10:30 de la noche o más, pueden continuar alerta, mentalmente activas hasta tarde sin dificultad. Incluso comienza a sentirse algo así como euforia. Eso es muy evidente en los niños, a los que excita mucho la idea de «quedarse levantado hasta tarde».

También es la causa de que a muchas personas creativas, cuyo arte depende de la rapidez mental y la yuxtaposición de ideas, les resulta más fácil trabajar de noche. Es famoso el hecho de que el gran novelista francés Honoré de Balzac dormía casi todo el día y se levantaba cerca de la medianoche para empezar a trabajar.

Si decide quedarse levantado hasta tarde, su sueño será más superficial y menos rejuvenecedor, e incluso así será difícil de conciliar. Los investigadores del sueño determinaron que se vuelve más liviano a medida que avanza la noche. Esto coincide con la descripción ayurvédica del paso de Kapha a Pitta, y a Vata, de lo más pesado a lo más liviano, en el transcurso de la noche.

NO HAY PERSONAS NOCTURNAS

Uno de los puntos más importantes para recobrar el equilibrio del organismo en armonía con la naturaleza es ir a acostarse temprano, pues le da al cuerpo la oportunidad ideal para un descanso profundo y un sueño normal. Cuando esté en la cama, adopte la actitud de **no me importa** que comentamos en el capítulo 2. Sobre todo, no se preocupe tanto por quedarse dormido porque esa misma preocupación se lo va a impedir.

Tuve un paciente seriamente preocupado por el insomnio, y la ansiedad que esto le causaba no hacía más que empeorar la situación:

—Me quedo acostado en la cama hasta las tres y media de la madrugada —me dijo—. Después, si tengo suerte, a veces me quedo dormido. Pero nunca antes de las tres y media de la madrugada.

Por fortuna, se me ocurrió una solución novedosa al problema:

—Tengo la impresión de que usted se preocupa y se esfuerza demasiado —le comenté—. Sólo intente relajarse y haga lo que le surja fácilmente. En otras palabras, quédese despierto y no se permita dormirse antes de las tres y media. Mire el reloj cada cierto tiempo para no perder el hilo de la situación, pero no vaya a dormir antes de las tres y media.

—Pero eso es lo que ya está sucediendo —protestó.

—Bueno, ninguna otra cosa dio resultado —repuse—. Considérelo un experimento. Estuvo intentando hacer algo muy difícil, que es dormirse, por eso ahora ofrézcase la experiencia positiva de hacer algo fácil, que es quedarse levantado.

Esta idea tuvo un éxito inmediato. Mi amigo se quedó dormido mucho antes de las 3:30 A.M. Cuando se libró de la necesidad de ir a dormir y la reemplazó por la de quedarse despierto, la tensión que había estado presente todas las noches se esfumó, y el sueño acudió por sí solo.

Si pasa todas las noches más tiempo preocupándose por dormir que durmiendo de verdad, quizá quiera probar la sugerencia que le hice a mi paciente. Pero estoy seguro de que ir a acostarse temprano y una actitud despreocupada son lo más efectivo para la mayoría de las personas. Claro que la sola idea inquietará a muchos. Algunos pueden reaccionar hasta con una sensación de desesperanza o desesperación, como si se les pidiese algo imposible. Otros tal vez digan con cierta indignación:

—Soy una persona nocturna, y siempre lo fui. Tengo más energía de noche, y no abrigo el menor deseo de irme a la cama temprano.

Desde luego, el Ayurveda nos enseña que éste es un error; que no existen tales personas nocturnas. Sólo hay personas no sincronizadas con su propio ritmo biológico natural. Si usted tiene insomnio, sin duda ésa es una de las razones. A lo largo de los años, puede haber desarrollado muchos hábitos que refuerzan el hecho de no acostarse temprano. En esto tal vez se incluya el dormir hasta tarde, escuchar programas de radio coloquiales, y la televisión.

Pero la verdad es que se paga un precio elevado por esta actividad nocturna, no sólo a corto plazo sino también por las enfermedades y desequilibrios que surgen por desviarse de los ritmos biológicos naturales. A fin de cuentas, la naturaleza determina que más de un tercio de nuestra vida se invierte en sueño, y tenemos que exigir el máximo de retribución de esa inversión.

Si se acostumbró a quedarse levantado hasta después de medianoche, es lógico que se sienta muy despierto y lleno de energías a esa hora. Esto se debe a que el hábito de quedarse despierto hasta tarde, fijado desde hace mucho tiempo, ha influido sobre sus mecanismos biológicos de tal manera que, en realidad, usted experimenta un pico de energía y concentración a esa hora, aunque los haya adquirido al costo de estar «sonámbulo» de día. Pero si acepta mi sugerencia de acostarse temprano durante un tiempo, comprenderá que cuando haya logrado este cambio, sus ritmos se sincronizarán con los universales y valdrá la pena cualquier desorientación temporal que haya vivido.

No tiene que hacer la transición en una noche, por así decirlo, y no sería prudente intentarlo porque estuvo acostándose tarde mucho tiempo. Pero en cuanto haya puesto en hora su reloj interno, le aseguro que sentirá una sorprendente oleada de energía en su vida cotidiana: estará lleno de vigor, entusiasmo, vivacidad, alerta, creatividad. Estando plenamente despierto, disfrutará mucho más de la vida. Hoy en día, muchas personas están físicamente despiertas pero en realidad no lo están; no gozan de pleno sentido. No tienen conciencia del momento presente, no se centran en la vida.

El filósofo francés Montaigne escribió: «Cuando bailo, bailo. Cuando como, como.» Parece muy simple, pero ¿usted está en realidad *allí* cuando está, sea un lugar, o un tiempo? En nuestro mundo contemporáneo hay muchas cosas que minan nuestra capacidad de estar verdaderamente presentes, lo cual es esencial para disfrutar de la vida.

En cierto sentido, el insomnio, que a menudo está colmado de arrepentimiento por el pasado y preocupaciones por el futuro, es lo opuesto a vivir la vida concentrado en el presente. A pesar de la plenitud que pueda experimentar por vivir como un ave nocturna, no es exagerado decir que, si quiere sacarle todo su jugo a cada momento, el insomnio es algo que *debe* superar.

JET LAG SIN MOVERSE DE CASA

Muchos sufren de lo que los investigadores llaman *Síndrome de las Fases de Sueño Retrasadas*, lo que significa que el reloj biológico interno quedó mal fijado durante años a causa de las irregularidades en su horario cotidiano, la dieta y otras áreas de su vida. Como resultado de ese reloj interno defectuoso, el organismo funciona como si estuviese viajando en avión de Los Ángeles a Nueva York y, de pronto, le pidiesen que se acostara a las 10:00 P.M., hora de Nueva York. Como su reloj biológico está puesto tres horas más temprano, para su cuerpo son las 7:00 P.M. y le resulta muy difícil dormirse. Los que hacen ese viaje a menudo terminan acostándose alrededor de la 1 de la madrugada, pues se sienten como si fuesen las diez de la noche. Por supuesto, ese es el fenómeno conocido como *jet lag*.

Pero hay personas que sufren un desorden similar en sus relojes internos sin moverse de su casa. Ya hemos visto cómo la introducción de la luz eléctrica fomentó esas perturbaciones, pero ése no fue más que el comienzo. Antiguamente, las actividades de la gente en el hogar eran limitadas. En el presente, con la ayuda de los aparatos electrónicos que aparecen cada año, estas actividades son casi ilimitadas. Y sean cuales fueren los beneficios en lo que se refiere a entretenimiento o acceso a la información, todas estas novedades contribuyen a crear individuos con sus ritmos biológicos cada vez más alejados de la secuencia de los de la naturaleza, en especial los de día y noche, en mayor medida que cualquier otra generación anterior.

Si pensamos en todo lo que hemos hablado acerca de lo que se opone a ello, prepararse para ir a la cama a una hora adecuada puede resultar, al principio, una actividad extraña. Sin embargo, aquí ofrezco cinco recomendaciones específicas para las actividades nocturnas y previas al momento de acostarse:

1. *Hay que cenar liviano y relativamente temprano*; lo mejor es entre las 5:30 y las 7 de la tarde, pues una cena pesada o tardía retrasa más su digestión. Durante la digestión, se incrementa la actividad metabólica, cosa que conspira contra la preparación para el sueño.

2. *Dé un paseo breve después de cenar*, de entre cinco y quince minutos, para ayudar a relajarse y a la digestión.

3. *Evite las actividades excitantes, dinámicas, o aquéllas a las que es preciso prestar atención*. Intente que ése sea un momento tranquilo, relajado. Muchas personas se ponen tensas por la noche, y después les cuesta aflojarse y dormir. Si tiene que ocuparse de una actividad que exige

concentración o trabajar de noche, déjela a las 9 de la noche, como máximo. No piense que tiene que dejar todo hecho antes de acostarse. Si logra una buena noche de sueño, tendrá más energía, mayor claridad y más éxito al día siguiente.

4. *Evite ver la televisión de noche.* Tal vez esto parezca una orden desmedida para mucha gente, pero en realidad es muy útil para cualquiera que tenga dificultades para dormir. Si tiene que ver la televisión de noche, deje de hacerlo a eso de las 9, como máximo. Hasta los programas que parecen relajantes excitan el sistema nervioso. Estimula, e incluso sobreestimula la vista, el oído y las funciones mentales en general, y esto exacerba los síntomas de Vata. Trate de reemplazarlo por alguna lectura liviana, escuchar música, jugar con los niños, recibir visitas de amigos u otras actividades tranquilas.

5. *Comience a prepararse para ir a la cama por lo menos media hora antes del momento en que piensa acostarse.* Cualquiera de los actos rutinarios que realiza antes de acostarse, como lavarse los dientes y cualquier otra que haya agregado, tienen que empezar con el tiempo suficiente para permitirle apagar la luz a la hora prefijada. Si le agrada leer antes de acostarse, hágalo en otro cuarto que no sea el dormitorio. Este tiene que estar asociado con dormir, no con actividades mentales como leer o ver la televisión.

Éstos son algunos de los puntos más importantes en la preparación para acostarse. Pero si, después de leerlos, aún cree que le resulta imposible incluso pensar en acostarse alrededor de las 10 de la noche, empiece a *levantarse más temprano.*

Claro que sería ideal que pudiese ir modificando de manera gradual, tanto la hora de levantarse como la de acostarse pocos minutos por día, hasta hacer un total de quince minutos a media hora cada semana. Sin tener en cuenta cómo lo realice, lo mejor que puede hacer para lograr que su cuerpo quiera acostarse a las 10 de la noche, es levantarse más temprano. Aunque falle a la hora de acostarse, mantenga fielmente el horario de levantarse con un reloj despertador. Siga, hasta haber establecido el horario de levantarse entre las 6 y las 7 de la mañana. Si lo hace con diligencia, levantarse cada vez más temprano lo llevará de modo natural a acostarse cada vez más temprano, aunque pueda haber cierto desajuste entre las dos cosas.

Al comienzo, puede resultar pesado usar el despertador y todo lo demás, pero cuando se acostumbre a levantarse entre las 6 y las 7 de la mañana, naturalmente su cuerpo querrá acostarse a las 10 de la noche. No podrá resistirlo. Es fundamental para cualquiera que desee mejorar sus pautas de sueño levantarse a una hora regular, pues la rutina cotidiana se asienta sobre un comienzo fijo. Tal vez le lleve unas semanas de este horario alcanzar el objetivo, pero el ajustar poco a poco el reloj biológico lo conducirá en la dirección perfecta para equilibrar Vata, y para que este cambio sea beneficioso y permanente.

En general, hay dos puntos importantes en lo que se refiere a la hora de levantarse. Primero, tendría que levantarse todos los días a la misma hora, preferentemente alrededor de las 6 de la mañana o, al menos, a las 7. Recuerde que Vata es irregular, y lo equilibra cualquier actividad regular. En consecuencia, levantarse a la misma hora es lo más importante que puede hacer para comenzar el día equilibrando el dosha Vata y mejorar sus pautas de sueño.

En segundo lugar, tendría que fijar la hora de levantarse de modo que coincida con el fin del período Vata, en el punto de cambio entre los períodos Vata y Kapha de la mañana. Esto es a la salida del sol, o alrededor de las 6 de la mañana, cuando la naturaleza hace la transición de Vata a Kapha.

Si usted se levanta antes de esa transición, la mente y el cuerpo estarán aún bajo la influencia de las cualidades Vata. Recordemos que éstas son la capacidad de estar alerta, la ligereza, la actividad, y la rapidez en el funcionamiento mental y físico. Además, según estudios clínicos, levantarse temprano contribuye a aliviar la depresión. Prepara la mente y el cuerpo para un funcionamiento dinámico y eficaz, para mantener una clara actividad mental durante el día, lo que a su vez prepara el clima para dormir bien la noche siguiente.

Si duerme hasta mucho después de esa hora, estará durmiendo durante el período Kapha de la mañana. Al despertar en ese período, dará a la mente y al cuerpo las características Kapha de pesadez, torpeza, lentitud y aturdimiento. Tal vez se haya sentido torpe y aturdido durante el día tras levantarse tarde por la mañana. Quizá, buena parte de la fatiga que atribuyó a la falta de sueño, sea el resultado de acostarse tarde por la noche y levantarse muy tarde por la mañana, perturbando los ritmos biológicos.

LOS FINES DE SEMANA

Para sintetizar: sugiero que fije una hora para levantarse y que se atenga a ella, aunque tenga que emplear el reloj despertador como parte del programa para volver a poner en hora el reloj biológico. Esto también se aplica a los fines de semana y los festivos.

De hecho, una de las actitudes que más provoca problemas de sueño consiste en cambiar las pautas para levantarse de los días laborables a los fines de semana o las vacaciones. Por eso los domingos por la noche suelen ser de insomnio. Es probable que haya dormido hasta tarde el fin de semana, a lo que se suma la perspectiva del trabajo, con las expectativas que acarrea, y, como no está cansado, no puede cerrar los ojos.

Cuando haya puesto el reloj para una hora determinada, levántese, sin cuidarse de cuánto haya dormido o lo cansado que esté. Aunque haya dormido poco o nada, siga con su horario normal de trabajo diario. Los estudios demostraron que incluso aquellas tareas que requieren destreza motora fina, en general, no se ven afectadas por la pérdida de sueño, a menos que esta situación se prolongue en el tiempo. Entonces, aunque se sienta mal durante unos días, o incluso una semana después de comenzar a levantarse temprano, se verá más que compensado por el beneficio que obtendrá de dormir mejor en el futuro.

Cuando ponga en línea otra vez su ritmo diurno, empezará a levantarse espontáneamente a la hora apropiada y podrá dejar de usar el despertador. Es interesante comprender que el proceso de levantarse tiene etapas, igual que el de dormirse. El proceso natural de despertarse no ocurre de una sola vez, y por cierto no tiene nada en común con que el sonido del despertador lo tire de la cama. Más bien, irá emergiendo del sueño en tres o cuatro etapas, oscilando entre la conciencia en vigilia y un sueño muy liviano varias veces antes de abrir los ojos del todo.

Ese semisueño es un área peligrosa para el dosha Vata. Si empieza a levantarse antes de las seis de la mañana, cuando todavía es el período Vata, puede suceder que sus pensamientos se disparen y usted se despierte bruscamente. Si esto pasa con demasiada rapidez, no estará descansado y hasta puede ser que se sienta cansado durante horas, como si no hubiese dormido para nada durante la noche.

El proceso de despertar depende de que sustancias bioquímicas específicas entren poco a poco en el organismo en la secuencia correcta. Si se despierta como una luz eléctrica, o si le lleva tanto tiempo que se siente pesado y mareado, puede estar seguro de que su ritmo interno aún no se ha estabilizado.

EL ALMUERZO

Antes de que dejemos el tema de la rutina cotidiana, quiero tocar un punto muy importante: la hora del almuerzo. Es el momento de hacer la comida principal del día, pues el mediodía está en la mitad exacta del período diurno de Pitta que va desde las 10 de la mañana a las 2 de la tarde. Como hemos visto, en el cuerpo Pitta es el responsable de metabolizar los alimentos, distribuir la energía y, en general, de un funcionamiento fisiológico más eficiente. Pitta corresponde a la influencia del sol sobre la naturaleza, y juega el mismo papel en la naturaleza interna del individuo. Entonces, cuando el sol está en el cenit, alrededor de mediodía, es cuando existe el máximo apoyo del ambiente para el proceso digestivo del cuerpo.

Esto significa que si usted almuerza a esa hora del día podrá digerir mayor cantidad de comida y asimilarla bien. Esto ayuda a ofrecerle un máximo de energía y evita tomar una comida copiosa a la hora de acostarse, lo que le hará más difícil la digestión y, en consecuencia, no sólo interferirá con el sueño sino que contribuirá a la acumulación de impurezas en el organismo.

Por todo esto, trate de tomar la comida principal en

el almuerzo, y si suele comer carne u otros alimentos pesados, planifíquelos para el almuerzo más que para la cena. Si los incorpora a la noche, se quedarán en el estómago y el organismo tendrá que esforzarse para digerirlos cuando tendría que estar relajado y durmiendo. Como tal vez las responsabilidades laborales le dificulten almorzar en el trabajo, realizar la comida principal a esa hora requerirá cierta planificación. Pero con un poco de creatividad siempre encontrará la manera de lograr este aspecto tan importante de la rutina cotidiana.

Sin duda notará los beneficios no sólo en un sueño mejor sino en el hecho de que tendrá más energía, un bienestar mayor y, en general, mejor salud.

Los que siguen son puntos importantes de la rutina ayurvédica cotidiana y también se refieren a cómo reajustar el reloj biológico de modo que el sueño se convierta en la experiencia fácil y de profundo descanso que usted recuerda tan bien del pasado.

LA SIESTA

La capacidad de dormir una siesta restauradora, incluso en condiciones adversas, es característica de algunos famosos hombres de acción. Churchill era conocido por dormir la siesta todas las tardes, pasara lo que pasase; John F. Kennedy también la dormía. En realidad, en lo más culminante de la crisis cubana de los misiles, en 1962, se negó a permanecer despierto después de varios días de trabajar sin parar, e insistió en dormir bien toda una noche. Sin duda, ésa fue una sabia decisión.

Si se siente cansado durante el día, es más saludable dormir la siesta que beber un café doble: en realidad, la siesta de la tarde es imprescindible en la rutina diaria de gran parte del mundo. Pero si le gusta hacer la siesta, es conveniente que tenga en cuenta varias cosas.

Primero, sepa la diferencia entre *decidir* hacerlo y el hecho de que de pronto sienta sueño, lo quiera o no. Si sucede esto último, en especial si pasa con frecuencia, puede ser que usted sufra alguna de las perturbaciones del sueño que se comentan en este libro. En el Ayurveda, la idea de intención es parte fundamental de la acción. Si no está presente la intención, los beneficios de la siesta (o de cualquier otra cosa) se anulan.

Segundo, que sus siestas no sean de más de media hora. Si duerme más, entrará en la fase delta de sueño profundo, del que es más difícil despertarse. Se sentirá aturdido e irritado, y quizá peor que antes de dormirse.

Por último, si duerme más de una vez por día, sea con intención o no, será conveniente que haga una consulta médica. Tal vez esa fatiga sea síntoma de un estado que va más allá del alcance de este libro.

5

Técnicas para apaciguar los sentidos, y cinco caminos para lograr un sueño reparador

Una de las causas principales del insomnio es la sobreestimulación de los cinco sentidos. Sin embargo, si los tratamos como corresponde, pueden convertirse en vías para un sueño reparador.

El oído, el tacto, la vista, el gusto y el olfato son caminos para obtener conocimientos del mundo. Pero yo creo que son más que eso. Somos el resultado metabólico de nuestras experiencias sensoriales. De modo literal, *metabolizamos* nuestro medio ambiente a través de los sentidos. Todo lo que uno experimenta por medio de los sentidos, cada sonido, cada tacto, cada visión, cada gusto y cada olor se convierte en las moléculas del cuerpo.

Cuando mis ojos ven algo, en menos de una centésima de segundo esa visión provoca un cambio no sólo en la bioquímica de mi cerebro sino también en otras partes de mi cuerpo. Si uno presencia un incidente violento, por ejemplo, ocurrirá un cambio bioquímico en el cerebro y, simultáneamente, se liberará adrenalina y cortisona por todo el organismo y, como reacción a esas hormonas, se liberan *otras* hormonas: insulina, glucagón, hormona de crecimiento, además de muchos otros cambios.

Recuerde que todo lo que toca, saborea, huele, ve o

escucha se metaboliza. Los seres humanos no sólo metabolizamos la comida; también nuestras experiencias sensoriales, que se convierten en moléculas de nuestro cuerpo. Según una expresión védica: «Si quiere saber cómo fueron sus experiencias pasadas, examine su cuerpo ahora. Y si quiere saber cómo será su cuerpo en el futuro, examine sus experiencias ahora.»

Estoy convencido de que es exacto desde el punto de vista biológico, pues como ya dije, cada uno es el resultado de la metabolización de sus experiencias sensoriales. Más aún, el mundo que percibimos por medio de los sentidos es, en lo fundamental, producto de nosotros. Esto se debe a que los cinco sentidos, además de ser mecanismos receptores de estímulos externos, son cinco proyecciones diferentes de nuestra conciencia, nuestra percepción interna y nuestra inteligencia.

Son los caminos por los cuales el ser llega al mundo que lo rodea. Nos tranquiliza pensar que el mundo que nos rodea es tal como lo vemos o lo oímos. Pero, en realidad, eso no es cierto pues nosotros y nuestro entorno estamos constituidos por los mismos campos, la misma «sopa» cuántica que es, en esencia, un flujo incesante de una amalgama ambigua de energía e información.

En el acto mismo de ver, oír, oler, gustar o tocar congelamos esa mezcla turbulenta en forma de objetos reconocibles por nuestra percepción. En cierto sentido, somos como el rey Midas, que nunca sintió la textura de una rosa o la suave caricia de un beso porque, en cuanto los tocaba, se convertían en oro. Es como si detrás de usted hubiese un flujo constante de sopa cuántica y, en el instante en que se da la vuelta, se transformara en realidad material corriente a través de la proyección de su conciencia.

Los cinco sentidos son manifestaciones de corrientes

de inteligencia que fluyen desde un océano infinito, la reserva de sabiduría cósmica, para convertirse en objetos del mundo. Los sentidos son proyecciones de nosotros mismos que metabolizamos y nos convertimos en cuerpos materiales.

Es asombroso el modo en que esto ocurre, y la capacidad del cuerpo para metabolizar experiencia sensorial tiene muchas consecuencias para el proceso curativo. Pero para el propósito de este libro resulta obvio que el mal uso de los sentidos provocará desequilibrio en la fisiología. En sentido específico, la sobreestimulación de uno o de todos los sentidos conduce a un estado de agitación de la conciencia que no puede calmarse lo suficiente a la hora de acostarse. Y eso, a su vez, da como resultado toda clase de alteraciones del sueño.

Los pensamientos vertiginosos y la inquietud mental que, con frecuencia, impiden dormir, se originan en la sobreestimulación de los sentidos. Como Vata está íntimamente relacionado con la actividad mental, la sobreestimulación o la hiperexcitación de los sentidos, por lo general, influye sobre este dosha y provoca insomnio. La velocidad en la vida moderna y los numerosos adelantos tecnológicos a los que ya me referí convirtieron la sobreexcitación de los sentidos casi en una epidemia. De hecho, se convirtió en una moda excitar y forzar los sentidos. Si tiene alguna duda, bastará con que mire en el periódico cuáles son las películas más populares que dan en su barrio. En el cine, cuanto más gráficas y violentas sean las escenas, más popular resultará la película. En música, cuanto más alto e irritante el sonido, igual. La sobreexcitación sensorial es una de las razones por las que están tan extendidos desórdenes de Vata como el síndrome de ansiedad y el insomnio.

En el curso de una investigación realizada sobre los

desórdenes del sueño, el *insomnio por hiperexcitación* surgió como una categoría específica de problemas. Las ondas cerebrales de personas afectadas por esta clase de insomnio medidas por EEG mostraron un descenso importante en las alfa, con respecto al promedio. Como la presencia del ritmo alfa se asocia con un estado de vigilia pero sereno, en el que el sujeto está alerta pero no es fácil que se agite, se puede deducir que los individuos sobreexcitados tenderán a pensar y a preocuparse. Más concretamente, al parecer tienen dificultad en impedir que la estimulación que reciben en un aspecto de sus vidas tenga impacto sobre cualquier otro aspecto. Si una persona en esta condición discute con su cónyuge antes de salir para el trabajo, se verá afectada su realización en éste. Y, por supuesto, si tiene un mal día en el trabajo, es probable que vuelva a tener una discusión doméstica por la noche.

Existen cuestionarios que ayudan a identificar a los individuos sobreexcitados, pero si es el caso de usted quizá ya lo sepa. Las características clave son las reacciones exageradas ante disturbios menores como embotellamientos de tráfico o una larga cola en el supermercado, y la incapacidad de sacarse esos incidentes de la cabeza, de dejarlos de lado cuando han terminado. Y, por desgracia, otro elemento para definir una personalidad hiperexcitada es el uso frecuente de tranquilizantes o hipnóticos para enfrentarse a esos síntomas.

Los medicamentos no ofrecen una solución real al problema del insomnio. Peor aún, la medicación inductora del sueño es tan poco eficaz en sentido real que cuesta entender por qué sigue habiendo una demanda tan asombrosa. En otra investigación, se comparó el sueño de sujetos medicados con insomnio diagnosticado con el de un grupo de control de durmientes con problemas de sueño. Se descubrió que los que habían tomado píldoras se despertaban de noche dos veces más a menudo que los del grupo de control. Aunque las drogas los habían hecho dormir, los EEG demostraban que no gozaron de sueño profundo en absoluto, y que obtuvieron menos REM que los que estaban libres de medicamento, que lograron por lo menos cuarenta y cinco minutos de sueño profundo antes de despertarse otra vez. Y si bien la falta de sueño por la noche no suele dar como resultado un mal desarrollo del trabajo mensurable al día siguiente, no sucedió lo mismo con los individuos que habían ingerido drogas. Con frecuencia, las píldoras para dormir tienen efecto sobre la capacidad de pensar y la coordinación muscular hasta varios días después de haber sido ingeridas.

En síntesis, muchas de esas drogas crean hábito y pueden tener efectos secundarios graves; provocan un sueño artificial o anormal, y la investigación científica registró que las píldoras para dormir y los tranquilizantes no tienen verdaderos efectos benéficos en lo que se refiere a corregir las perturbaciones del sueño. En el mejor de los casos, dan la sensación de que uno está haciendo algo con respecto al insomnio, pero esa tranquilidad artificial e irreal no hace otra cosa que enmascarar el problema subyacente, que es un desequilibrio de Vata. Si en este momento usted está ingiriendo drogas para resolver un problema de sueño, le sugiero que las espacie de manera gradual con control de su médico mientras pone en práctica el tratamiento que propongo en este libro. Quizá no convenga dejarlas bruscamente. Lo más razonable sería que se tomara entre cuatro y seis semanas para dejarlas de manera gradual.

LOS CINCO SENTIDOS

El Ayurveda recomienda ciertas medidas y técnicas específicas para ayudar a lograr equilibrio a través de cada uno de los cinco sentidos. Como las dificultades del sueño se originan en el desequilibrio de Vata, adoptarlas aportará beneficios tanto al sueño como a otros aspectos de la vida. Es conveniente seguir estas recomendaciones en general, pero es particularmente importante en las horas previas a acostarse. He organizado las recomendaciones según cada uno de los sentidos.

OÍDO

Según el Ayurveda, el cuerpo humano es una manifestación del sonido. Más concretamente, nuestros cuerpos son expresiones del sonido primordial, o antiguos sonidos naturales que se expresan en ritmos, sincronismos y frecuencias de vibración. Estas frecuencias se convierten en los campos de energía que, en última instancia, se transforman en la materia de nuestros cuerpos. Para los antiguos sabios del Ayurveda, estas vibraciones eran, ni más ni menos, los lazos que sujetan el mundo: una fuerza invisible pero de infinita potencia, como aquélla que permite a los electrones y a los protones de un átomo girar en órbita alrededor del núcleo.

Los ritmos inherentes a nuestros cuerpos son, de hecho, universales. Nuestros ritmos biológicos son parte de la orquesta sinfónica en la que participamos. Somos instrumentos de la música de la naturaleza y en consecuencia, nuestros órganos, el hígado, los riñones, el corazón, cada uno tiene su propia música. Si desarrollamos instrumentos que amplifiquen las vibraciones de cada uno de nuestros órganos, el cuerpo se manifestará como un todo, casi como una sinfonía.

Cada uno de nosotros toca una canción única en la música universal. Cuando hay una enfermedad, esa canción se distorsiona y el Ayurveda utiliza el sonido para corregir esa distorsión. Por lo tanto, escuchar música juega un papel muy importante en la recuperación del equilibrio de los ritmos biológicos. Antes que nada, tiene que tratar de evitar sonidos demasiado estimulantes, disonantes o desagradables por cualquier otro motivo. Esto incluye la música de efecto irritante.

La musicoterapia es una rama del Ayurveda llamada *Gandharva-veda*. El Gandharva-veda emplea secuencias melódicas para promover el equilibrio de mente y cuerpo del individuo, y también del ambiente que lo rodea, que es el cuerpo cósmico. Colabora en arrastrar los ritmos biológicos hacia los ciclos de la naturaleza. Existen a la venta cintas grabadas con esta música Gandharva-veda que beneficia el sueño, y hará que sus ritmos se acompasen a los de la naturaleza y facilitará el paso progresivo del estado de vigilia a la somnolencia, y al sueño profundo. Si usted está demasiado inquieto en la cama y se siente incapaz de dormir, por ejemplo, puede escuchar Gandharva-veda hasta en plena noche, con el nivel muy bajo para obtener el máximo beneficio.

He tenido pacientes que podían quedarse dormidos sin la menor dificultad, pero se despertaban de pronto en mitad de la noche, casi aterrados, aunque sin recordar ninguna pesadilla ni nada que lo justificara. Sin motivo aparente, les latía desordenadamente el corazón, tenían la boca seca y tal sensación de miedo que les costaba volver a dormirse en lo que quedaba de la noche.

Hay dos procedimientos que pueden aliviar casi de inmediato este problema. El primero es una técnica a la que ya me referí: trate de quedarse acostado tranquilo, con la sensación física que acompaña esa situación, y de separar el miedo y el pánico de las sensaciones físicas del corazón palpitando con fuerza y el aliento entrecortado. El segundo que recomiendo es escuchar música Gandharva-veda. Cuando haya cedido la sensación de pánico, escuche la música con la actitud despreocupada que resulta eficaz para conciliar el sueño. Limítese a crear en usted la conciencia de los sonidos, y cuando sienta que su atención se desvía hacia cualquier otra cosa, hágala volver sin brusquedad a la música. Esto aliviará la perturbación de Vata que está en la raíz del problema.

TACTO

La piel de usted es una de las farmacias más grandes a la que puede acceder. Cerca del tracto gastrointestinal la piel es el órgano más rico en sustancias curativas que incluyen inmunomoduladores, factor de tumonecrosis que es anticancerosa, antidepresivas como la imipramina, y polipéptidos vasoactivos intestinales, que dilatan los vasos sanguíneos. Empieza a hacerse claro a los investigadores que la piel es una fuente importantísima de sustancias curativas.

Lo que es más, podemos emplear los recursos de esta farmacia de manera inmediata pues tenemos acceso directo a ella a través del tacto. El tacto es un elemento sensorial muy importante relacionado directamente con el dosha Vata. Eso se debe a que gobierna la actividad del sistema nervioso, y la superficie de la piel está surcada por miles de nervios cutáneos que ofrecen fácil acceso a este dosha. Por eso, la dosis diaria de tacto que necesita cada persona es mínima.

Es interesante subrayar que cada neuropéptido, cada sustancia química que se encuentra en el sistema nervioso también puede hallarse en la piel. En realidad, la piel y el sistema nervioso están íntimamente conectados. En el feto, ambos provienen de una misma parte del feto en desarrollo. En consecuencia, buena parte de la ansiedad y la inquietud que suelen considerarse como propias del sistema nervioso solamente, pueden aliviarse a través de la piel, pues ambos elementos están íntimamente conectados, en realidad, de manera *inseparable*, porque hay nervios que van de la piel al cerebro, pero además porque hay sustancias neurológicas que constituyen tanto la piel como el sistema nervioso.

Por eso el Ayurveda recomienda cierta clase de masajes que contribuyen a restablecer el equilibrio de Vata al equilibrar todo el sistema nervioso. Debería realizarse diariamente en todo el cuerpo con aceite de sésamo, un masaje llamado *abhyanga*. La cualidad tibia y sedante del aceite de sésamo es especialmente beneficiosa para compensar las cualidades frías, luminosas y secas inherentes al dosha Vata. En general, el Ayurveda recomienda el masaje aceitoso por la mañana, antes del baño. En casos de insomnio grave, es preferible hacerlo por la noche, antes de acostarse, seguido de un baño tibio. Puede resultar una excelente rutina que forme parte de la preparación para un sueño profundo y reparador.

Otra alternativa a un masaje de todo el cuerpo antes de acostarse es un simple masaje de las plantas de los pies con aceite. Si Pitta es su dosha predominante (vea los resultados del Cuestionario del Tipo de Cuerpo en el capítulo 3), use aceite de coco; de lo contrario, el mejor es el de sésamo. Se considera que en los pies están presentes muchos de los puntos vitales relacionados con el equilibrio del sistema nervioso. Masajear los pies con aceite tibio antes de acostarse equilibra esos puntos y predispone a un sueño profundo. Después de unos minutos, podrá quitar el aceite con un paño frío. Esto tendrá un efecto sedante, aunque no tan profundo como el masaje de todo el cuerpo.

Hay otros puntos vitales en todo el cuerpo llamados marmas. Los dos más importantes relacionados con el sueño están ubicados en el centro de la frente y en el abdomen, debajo del ombligo, a unos tres cuartos de la distancia entre el ombligo y el hueso púbico. Antes de acostarse, masajee suavemente esas zonas con un poco de aceite de sésamo o de coco para los Pitta, con movimientos circulares muy leves en el sentido de las agujas del reloj. No tiene que llevar más de un minuto.

Un último punto en lo referido al tacto está relacionado con la sensibilidad de la piel al medio ambiente. Trate de evitar los ambientes demasiado secos o demasiado húmedos, que provocan incomodidad. El dormitorio tiene que estar bien ventilado, y la temperatura debe ser más bien fresca, de unos 20 grados centígrados o menos, según le resulte mejor. Se sabe que las temperaturas demasiado elevadas pueden perturbar el sueño. Si usa acondicionador de aire, cuide de que el aire frío no dé directamente sobre su cabeza, pues esto aumentará el Vata. Muchas personas prefieren la ropa de cama de fibras naturales.

VISTA

Los estímulos visuales son poderosos excitantes del sistema nervioso. Como ya dije, trate de no ver la televisión de noche, tarde, y en especial los espectáculos y películas demasiado violentos o explícitos. Toda influencia que reciba en la vida y que ejerza un efecto sobreexcitante se acumulará y recaerá sobre el sueño. No digo que sea necesario convertirse en un recluso del ancho mundo de los aparatos electrónicos, pero de noche haga el esfuerzo de limitarse a producciones que realmente pueda disfrutar y que lo hagan sentirse más relajado y sereno cuando las ve.

Por supuesto, el dormitorio debe resultar tan placentero a la vista como sea posible. Es preferible que la vista por la ventana dé a un paisaje de belleza natural. Si donde reside no es posible, contemplar un acuario con peces tropicales nadando o la presencia de un cuadro bello pueden tener un efecto mucho más sedante que mirar un estacionamiento o una calle de tráfico agitado, según confirman estudios realizados. Se registró un efecto similar en pacientes que se recuperaban de una operación quirúrgica en un hospital. Los que tenían habitaciones con vista a un prado o árboles, se curaban mucho más rápido y se les daba de alta mucho antes que a los pacientes con ventanas al estacionamiento del hospital o a la calle. En consecuencia, trate de rodearse de un ambiente natural, sano, vital y agradable a los ojos. Mantenga el dormitorio limpio y haga la cama todos los días, para que la última impresión antes de acostarse sea de armonía y orden. Lo mejor para un sueño reparador es una combinación de colores cálida y sedante.

Si su tipo es Pitta, le convendrá seguir escrupulosamente estas recomendaciones, pues el dosha Pitta es el más sensible a los estímulos visuales.

GUSTO

El gusto es otro de los caminos que toma la información universal para acceder a su cuerpo. En efecto, el sentido del gusto adquiere la información del medio, la compara con los campos informativos de su cuerpo y genera el equilibrio.

Las papilas gustativas son receptores sensibles que revelan la sorprendente sensibilidad general y la profunda inteligencia del organismo. Por ejemplo, si se hace una solución de azúcar en agua, el cuerpo puede percibirla en una dilución de 1 parte en 200. La sal puede percibirse en una dilución de 1 en 400; los sabores ácidos en solución de 1 en 130.000; ¡los amargos, de 1 parte en 2 millones! Este discernimiento exquisito fue desarrollado por la naturaleza para permitir que el alimento les hable a nuestros doshas, lo que, a su vez, permite que directamente a través del gusto entendamos lo que la naturaleza trata de decirnos acerca de nuestras necesidades. En el capítulo siguiente abordaremos de manera más detallada el tema de la dieta, pero ahora mencionaremos que el Ayurveda identifica ciertos alimentos como generadores de agitación, y recomienda evitarlos a las personas con insomnio. Entre éstos se hallan estimulantes como la cafeína y la nicotina, y depresores como el alcohol. Es conveniente evitarlos en la mayor medida posible.

La leche tibia demostró ser propicia para el sueño si se bebe a la hora de acostarse, y el Ayurveda sugiere agregar ciertas hierbas para aumentar el efecto estimulador del sueño.

OLFATO

Dejé este sentido para el final pues el olfato influye sobre nuestra conducta, nuestros recuerdos y muchas funciones automáticas del sistema nervioso que están debajo del nivel de la conciencia, más que las otras experiencias sensoriales. Esto se debe a que los receptores de la nariz llamados *bulbos olfatorios*, son extensiones directas de una parte del cerebro, el *hipotálamo*. Éste, también llamado el cerebro del cerebro, es responsable de muchas funciones orgánicas, sobre todo de las que consideramos autónomas: los latidos del corazón, la presión sanguínea, la sed, el hambre y, por supuesto, los ciclos de sueño y despertar. El hipotálamo también es generador de las sustancias que influyen sobre la memoria y las emociones.

De modo que aquí, en esta pequeña parte del cerebro, el hipotálamo que se comunica con la nariz por los bulbos olfatorios, se encuentra toda la maquinaria reguladora de la memoria, el comportamiento, las funciones autónomas y el ciclo sueño/despertar. Podemos acceder de forma directa a esa parte del cerebro a través del olfato.

Por ejemplo, unas hormonas llamadas *feromonas*, que crean el dolor y el placer y que se transmiten al medio ambiente por medio de olores. Las emociones modifican la concentración de esas hormonas en el organismo y nosotros las emitimos al ambiente como resultado de nuestro estado emocional. Cuando uno está excitado o asustado, emite feromonas de miedo o de excitación al aire, y las personas que lo rodean lo perciben y reaccionan de alguna manera.

Entonces, cuando decimos que en una habitación hay una atmósfera tensa, o que en un hogar hay un clima de afecto, no es una simple metáfora. Es probable que se trate de una verdad literal, y que usted la haya registrado por medio del olfato.

Como se puede ejercer una influencia directa a través del olfato sobre ciertas emociones, se emplean algunos aromas para equilibrar y apaciguar a los doshas. Por lo tanto, la aromaterapia es una técnica importante para provocar un sueño ideal. Pruebe una mezcla de aromas cálidos, dulces y ácidos que sean apaciguadores de Vata, tales como la albahaca, naranja, rosa, geranio, clavo y otras especias. Las tradiciones herborísticas occidentales consideran la esencia de lavanda especialmente eficaz para el sueño. Se recomienda la aplicación de una o dos gotas, que se frotan en la frente.

DIFERENCIAS INDIVIDUALES

En este capítulo, hemos visto que al metabolizar nuestra experiencia sensorial de manera integral y al recuperar la memoria de la unicidad del cuerpo mecánico cuántico, podemos lograr que nuestro sueño sea mucho más descansado, más bienaventurado, más benéfico para la salud. Y así, la actividad diurna se volverá más dinámica y satisfactoria.

La experiencia nos indica que los individuos tienen diferente receptividad a los distintos tipos de estímulos sensoriales. Por ejemplo, a algunos los influye más el sonido y, por lo tanto, serán más receptivos a las técnicas que emplean este sentido, como la musicoterapia. Las personas con más predominio del tacto serán más receptivas a las técnicas ayurvédicas como los masajes con aceite, o la terapia marma, enfoque que estimula los puntos vitales en la superficie de la piel. Cuando incorpore las recomendaciones de este capítulo a la rutina cotidiana, llene la lista que sigue de control de la hora de acostarse, para ver cuál de las técnicas sensoriales tiene más provecho para usted. Después, podrá quitarle importancia a las que le resulten menos eficaces al mismo tiempo que incorpora las otras a su rutina.

1. Empiece con aceite de sésamo prensado en frío, que puede adquirir en su tienda de alimentación natural. Lo ideal es que el aceite esté «curado» antes de usarlo. (Más abajo se dan instrucciones para curarlo.) Cada día hay que entibiar el aceite antes de emplearlo. Una manera sencilla de hacerlo es tener el aceite en un pequeño frasco de plástico con tapón de rosca. Se puede entibiar colocando la botella unos minutos en un fregadero lleno con agua caliente.

2. Es mejor usar la palma de la mano que los dedos para masajear todo el cuerpo. En general, aplique movimientos circulares en las zonas redondeadas (articulaciones, cabeza), y movimientos rectos en las zonas alargadas (cuello, huesos largos). Aplique una presión moderada en la mayor parte del cuerpo, y leve en el abdomen y el corazón.

3. Empiece por la cabeza. Vierta un poco de aceite en las manos y masajee vigorosamente el cráneo. Con el talón de las manos haga movimientos circulares sobre la cabeza. Masajee más tiempo la cabeza que otras partes del cuerpo.

4. Pase al rostro y la parte externa de las orejas, sin olvidarse de aplicar un poco de aceite cada vez que pasa de una parte del cuerpo a otra. Masajee aquí con más suavidad.

5. Masajee el cuello por delante y por detrás, y la parte superior de la columna vertebral. A esta altura, convendrá que esparza una capa fina de aceite sobre el resto del cuerpo, para darle tiempo a que se empape.

6. Masajee enérgicamente los brazos con un movimiento circular en hombros y codos, y con otros largos de ida y vuelta en los antebrazos y brazos.

7. Ahora, masajee el pecho y el estómago. Hágalo con movimientos circulares muy suaves sobre el corazón y el abdomen. Puede empezar por la parte inferior derecha del abdomen y moverse en el sentido de las agujas del reloj hacia la izquierda abajo, para frotar con suavidad los intestinos.

8. Masajee la espalda y la columna vertebral. No se aflija si no puede llegar a algunas partes de la espalda.

9. Masajee con energía las piernas con movimientos circulares en caderas, rodillas y tobillos. Hágalos largos y rectos en muslos y pantorrillas.

10. Por último, masajee las plantas de los pies. Como la cabeza, esta importante parte del cuerpo necesita más tiempo. Con la palma de la mano, frote las plantas vigorosamente.

11. Termine el masaje con un baño o una ducha tibia.

CÓMO PREPARAR EL ACEITE DE SÉSAMO PARA EL MASAJE AYURVÉDICO

El Ayurveda recomienda usar aceite de sésamo prensado en frío, no refinado, que se consigue en las tiendas naturistas. Antes de utilizar el aceite, cúrelo siguiendo estos sencillos pasos. Este procedimiento aumenta el grado de penetración del aceite en la piel.

1. Caliente el aceite a una temperatura similar a la del punto de ebullición del agua (100 grados). Para saber si el aceite está lo bastante caliente, bastará con agregar una gota de agua al principio. Cuando el agua crepite o hierva en la superficie del aceite, sáquelo del fuego. U obsérvelo mientras se calienta. Cuando empiece a moverse o a circular en la olla, sáquelo del fuego.
2. Si prefiere, puede curar un cuarto de aceite por vez. Eso servirá por lo menos para dos semanas.
3. Como todos los aceites son inflamables, tenga cuidado de adoptar todas las precauciones de seguridad. Es preferible que use calor bajo que fuerte; no salga de la habitación mientras el aceite está calentándose, y retírelo en cuanto alcance la temperatura necesaria. Tenga cuidado de guardar el aceite en lugar seguro cuando se enfríe, lejos del alcance de los niños.

RECOMENDACIONES PARA EL DESCANSO

- Trate de evitar sonidos demasiado estimulantes, disonantes, o desagradables por cualquier otro motivo.
- Masajee las plantas de los pies con aceite de sésamo caliente antes de acostarse. Quite el aceite con una tela fresca después de unos minutos. Si en usted predomina Pitta (de acuerdo con el cuestionario sobre tipos de cuerpo de las páginas 48-53), emplee aceite de coco.
- Antes de acostarse, masajee con suavidad los dos principales puntos vitales relacionados con el sueño (en el centro de la frente y en la parte baja del

abdomen). Use aceite de sésamo (o de coco si es Pitta).

- Evite los ambientes demasiado secos o húmedos. Mantenga el dormitorio bien ventilado y más bien fresco. No duerma con una corriente fría directamente encima, pues eso perturba al dosha Vata.

- Haga un masaje con aceite de sésamo (abhyanga) todas las mañanas antes del baño o la ducha. Si sufre de insomnio grave, trate de hacerse un masaje con aceite antes de acostarse, seguido de un baño caliente.

- Evite ver la televisión de noche, sobre todo entre las 8:30 y las 9:00. Evite las películas violentas en general, pues molestan al dosha Vata.

- Mantenga la habitación limpia y pulcra. Use colores cálidos, sedantes y descansados.

- Evite estimulantes como la cafeína, la nicotina y el alcohol.

- Beba una taza de leche tibia antes de acostarse. Para que sea más digerible, el Ayurveda sugiere que la hierva. Además, no conviene mezclar la leche con alimentos agrios o salados. Por lo tanto, si come alimentos con estos sabores, espere una media hora antes de beber la leche.

- Siga utilizando la **Tabla Diaria de Sueño** y la siguiente **Lista de Control para la Hora de Acostarse**, para registrar sus pautas de sueño y sus actividades nocturnas. El sólo acto de registrar las costumbres lo ayudará a poner en práctica las recomendaciones de este libro.

- **Leche con cardamomo y nuez moscada**. Vierta una taza de leche en una jarra y hágala hervir. Después de un momento, sáquela del fuego. Agregue dos pizcas de cardamomo y nuez moscada rayados. Endulce con azúcar. Es preferible usar azúcar no refinada, que se consigue en los almacenes naturistas.

- **Leche con cardamomo y azafrán**. Utilice la misma receta de más arriba, pero añádale dos o tres hebras de azafrán en lugar de la nuez moscada.
- NOTA: Puede agregar a la leche dos pizcas de jengibre fresco rayado o picado fino antes de hervirla, pues la hace más digerible. (No use jengibre en polvo, pues es demasiado caliente y estimulante para ingerirlo antes de acostarse.)

LISTA DE CONTROL PARA LA HORA DE ACOSTARSE

Todas las mañanas, revise las recomendaciones que siguió la noche anterior con el fin de preparar la mente y el cuerpo para dormir.

	Lu.	Ma.	Mi.	Ju.	Vi.	Sá.	Do.
ACTIVIDADES NOCTURNAS							
Cené temprano y ligero							
Hice una caminata breve después de cenar							
Evité trabajo que exigiera concentración después de cenar							
No vi la televisión después de cenar							
Disfruté de actividades ligeras relajantes							
ANTES DE ACOSTARME							
Tardé una media hora en prepararme para acostarme							
Masaje de pies *(o de todo el cuerpo)*							
Masajeé puntos vitales *(frente y abdomen)*							
Bebí una taza de leche tibia							
Preparé aromaterapia							
Puse el despertador para las 6-7 o más temprano							
DESPUÉS DE ACOSTARME							
Estuve en cama antes de las 10 P.M. (si fue más tarde, anotar la hora)							
Escuché música							
Gandharva-veda							
Adopté una actitud de «no me importa»							
Me levanté antes de las 6-7 (si es más tarde, anotar)							

6

Equilibrar la fisiología

No puede curarse el insomnio sin tratar el desequilibrio subyacente que lo provoca. En este capítulo aprenderá a restablecer el equilibrio de su sistema mente/cuerpo por medio de meditación, dieta, ejercicio y suplementos alimenticios de hierbas.

Todo esto, además de mejorar el sueño promoverá el éxito en todas las áreas de la vida pues, a fin de cuentas, el insomnio no es sólo una perturbación del sueño. Es la expresión de un desequilibrio general de la fisiología. Para el Ayurveda, el sueño es uno de los pilares de la salud, y cuando se ve perturbado, esto provoca una disfunción básica en nuestra estabilidad fisiológica. Si bien se puede lograr el sueño en sentido puramente técnico usando tranquilizantes u otros medicamentos, hemos comprobado que la pérdida de conciencia obtenida por medios artificiales no proporciona equilibrio al organismo. Por el contrario, el Ayurveda considera ese equilibrio desde un punto de vista más amplio, y toma en cuenta tanto el comportamiento mente/cuerpo como el medio ambiente.

En vista de esto, quisiera presentarle una técnica de relajación para darle tranquilidad a sus pensamientos. Puede emplearla cuando está listo para acostarse o durante el día, cuando sienta necesidad de relajarse. Es una forma muy simple pero potente de meditación.

Quisiera decirle que, de ningún modo, la meditación es una manera de silenciar la mente; más bien, de entrar en ese silencio que ya está ahí, sepultado bajo esos cincuenta mil pensamientos que asaltan diariamente a una persona común. Además, la mayoría de ellos son más que reflejos, son respuestas mentales automáticas que desarrollamos impulsados por un condicionamiento que nos colma de ansiedad y temor. No son otra cosa que hábitos, y el 99 por ciento de las ideas que tiene hoy son las mismas que tuvo el día anterior.

Pero esta inercia mental oculta el profundo silencio interno que es la fuente genuina de la felicidad, la inspiración y la paz. Una vez que usted accede a ese reino silencioso de su mente, se libera de todas esas imágenes casuales que disparan preocupación, ira y dolor.

Aunque puede usar esta técnica en cualquier sitio, nuestro objetivo real es que supere el insomnio y logre un sueño reparador. Por lo tanto, cuando la utilice, será mejor que espere a estar en la cama, dispuesto a dar por terminado el día. Déjeme subrayar que no debe emplear ninguna clase de meditación mientras conduce un automóvil u opera cualquier clase de máquina.

Para empezar, siéntese o acuéstese serenamente, con las manos a los lados o apoyadas en el regazo. Después, cierre los ojos, comience a respirar de manera fácil y natural, y concéntrese en la respiración.

Sienta cómo el aire entra por las fosas nasales y circula hacia los pulmones. No tiene que inhalar muy profundamente ni contener el aliento, sino respirar de modo normal. Cuando exhale, preste atención al aire que sube de los pulmones y sale con suavidad por las fosas nasales.

No hay que forzar nada. Limítese a sentir el aliento que se mueve con suavidad y fluidez, y que su atención lo sigue con tanta naturalidad y tan poco esfuerzo como una sombra.

Ahora que la respiración se ha relajado, deje que se vuelva un poco más ligera. Repito, no es necesario forzarla; simplemente, cuando sienta que se torna un poco más superficial y liviana, deje que ocurra. Si siente que le falta un poco el aliento, no se preocupe, aunque esto puede significar que está esforzándose para que la respiración sea un poco más ligera de lo que quiere ser. Entonces, vuelva con naturalidad al ritmo respiratorio con el que el cuerpo se sienta cómodo, sea cual fuere.

Continúe con este ejercicio de dos a cinco minutos, con los ojos cerrados, concentrándose en respirar de modo fácil y natural.

Cuando haya practicado esta técnica varias veces, empezará a advertir que el cuerpo, por el simple recurso de prestar atención a la respiración, se sume cada vez más profundamente en la relajación y, en consecuencia, la mente también se aquieta. En poco tiempo, tendrá un atisbo de un silencio profundo y completo. No tendrá que buscarlo; comenzará a perder la ilación de los pensamientos y entonces aparecerá el silencio.

A medida que adquiera experiencia con la meditación, empezará a dormir mejor de noche. Y además experimentará una clase de energía y vitalidad diurnas que tienen origen en un nivel profundo del sistema nervioso. Éste es un cambio significativo y un gran beneficio, e indudablemente no puede conseguirse con medicamentos.

Quizá la diferencia principal entre el enfoque nutricional moderno de la dieta y el del Ayurveda es que el primero sólo considera la comida por sus cualidades materiales.

Para tener una idea de lo que esto significa, piense en la variedad de términos nutricionales que se usan en el presente: proteínas, carbohidratos, grasas, minerales, vitaminas, calorías. Cada uno de ellos describe una sustancia en particular o una cualidad química del alimento. El Ayurveda, por su parte, interpreta la influencia de la comida por su valor inteligente. Si bien reconoce el valor material de la comida, también explica que cada forma de nutrición aporta su influencia en un nivel más básico. Esta influencia se encuentra en el nivel de la conexión mente/cuerpo. En otras palabras, es inteligencia.

Para entender qué significa influir sobre la fisiología en este nivel, piense en cada elemento de un árbol por separado: ramas, corteza, hojas y frutos. Al regar el árbol, se le imparte la inteligencia de la naturaleza a cada uno de sus elementos.

Del mismo modo, la dieta puede influir sobre el sistema mente/cuerpo de una forma muy profunda. Usted ya aprendió la terminología ayurvédica que ayuda a entender cómo ejercer esta influencia, y así puede entender que cada alimento influirá la fisiología a través de los tres doshas que, a su vez, gobiernan el fluir de la inteligencia natural en la fisiología.

Por supuesto, el dosha Vata es el más importante en lo referido al insomnio. Esto se debe a que Vata gobierna todo movimiento, y un exceso de él acarrea exceso de actividad mental o sobreexcitación que, con tanta frecuencia, se convierten en imposibilidad de dormir. La sabiduría comprensiva nutricional del Ayurveda asigna a cada sustancia y cada alimento una influencia particular sobre Vata, Pitta y Kapha. Por ejemplo, se sabe que ciertas comidas disminuyen Vata en el cuerpo. Ingerirlas contribuye a transformar la fisiología de modo que crea un estado más equilibrado de funcionamiento y una conciencia más estable cosa que, a su vez, aliviará el insomnio. Si bien no es necesario seguir estrictamente esta dieta apaciguadora de Vata, es conveniente tratar de comer de acuerdo con estos principios:

1. Es muy importante tomar las comidas con regularidad. Como se dice en la lección de los ritmos biológicos, tomar las comidas a horas fijas contribuye a regularizar el reloj biológico del cuerpo. Recuerde que el almuerzo es la hora de la comida más importante, y que también debe ser la más pesada del día.

2. En general, prefiera los alimentos calientes, cocidos, sustanciosos. Las comidas equilibradas, sólidas, ingeridas en horarios regulares, contribuirán a serenar y apaciguar al dosha Vata, y así el organismo sentirá mayor bienestar a la hora de acostarse.

3. Al describir la nutrición, el Ayurveda menciona seis sabores: *dulce*, *agrio*, *salado*, *picante*, *amargo* y *astringente*. Los tres primeros son los que mejor apaciguan al dosha Vata, y es conveniente darles preferencia aunque una dieta equilibrada tiene que incluirlos todos. Creo importante subrayar que «dulce» no significa «azucarado» sino que incluye alimentos integrales como leche, pan, cereales y pastas. Si bien el sabor dulce es bueno para Vata, si se ingiere azúcar concentrada sola con frecuencia se provoca una oleada de energía que puede causar mucha inquietud a los tipos Vata. Si come una golosina muy azucarada, acompáñela con algo más nutritivo como la leche, que compensará el efecto.

LOS SEIS SABORES. EJEMPLOS

Dulce	Azúcar, leche, manteca, arroz, panes, pasta
Agrio	Yogur, limones, queso, vinagre, frutas agrias
Salado	Sal
Picante	Alimentos condimentados, jengibre, pimientos, comino, rábano
Amargo	Verduras de hoja amargas (endivia, achicoria, lechuga romana); otros vegetales verdes y de hoja; agua tónica; cúrcuma; alholva
Astringente	Arvejas/guisantes, lentejas, granada, zapallos/calabazas, manzanas, papas/patatas, peras

CÓMO AFECTAN LOS SABORES A LOS DOSHAS

Disminuye Vata	Dulce, agrio, salado
Aumenta Vata	Picante, amargo, astringente
Disminuye Pitta	Dulce, amargo, astringente
Aumenta Pitta	Picante, agrio, salado
Disminuye Capa	Picante, amargo, astringente
Aumenta Khapa	Dulce, agrio, salado

DIETA PARA APACIGUAR VATA

Preferir alimentos calientes, pesados y aceitosos
Minimizar los fríos, secos y ásperos
Preferir alimentos dulces, agrios y salados
Minimizar los muy condimentados, amargos y astringentes

- **Lácteos**. Todos apaciguan a Vata. Hierva siempre la leche antes de beberla, y bébala tibia. No la beba con una comida completa.

- **Endulzantes**. Todos son buenos (con moderación) para apaciguar a Vata. Pero el azúcar concentrado, cuando se come solo, puede provocarle una oleada de energía y hacerlo sentir muy inquieto. Si come un dulce azucarado, trate de combinarlo con algo más nutritivo, como la leche, para compensar. Es preferible el azúcar no refinado que se consigue en las tiendas naturistas.

- **Aceites**. Todos son buenos para reducir Vata.

- **Cereales**. El arroz y el trigo son muy buenos. Reduzca la ingestión de cebada, maíz, mijo, trigo sarraceno, centeno y avena.

- **Frutas**. Prefiera las frutas dulces, agrias o pesadas como naranjas, bananas/plátanos, paltas/aguacates, uvas, cerezas, duraznos/melocotones, melones, frutillas/ fresas, ciruelas, ananás/piñas, mangos y papayas. Reduzca las astringentes o ligeras como manzanas, peras, granadas y moras.

- **Vegetales**. Remolachas, pepinos, zanahorias, espárragos y batatas son buenos. Es conveniente comerlos cocidos, no crudos. Los siguientes vegetales, en cantidades moderadas, son aceptables si se cocinan, sobre todo con mantequilla o aceite y las especias reductoras de Vata: arvejas/guisantes, verduras verdes de hoja, brócoli, coliflor, apio, zucchini, y papas/patatas. Es preferible evitar los brotes y el zapallo/calabaza.

- **Especias**. Son aceptables el cardamomo, comino, jengibre, canela, sal, clavos, semilla de mostaza, y pimienta negra en pequeñas cantidades.

- **Frutos secos/frutas secas**. Todas son buenas.

- **Legumbres**. Reduzca todas, excepto el tofu.

- **Carne y pescado** (para los no vegetarianos). Pollo, pavo y alimentos marinos, son aceptables. Es preferible evitar las carnes rojas.

Anote sus alimentos y especias preferidos para la Dieta apaciguadora de Vata y después planee algunas comidas que los incluyan. Registre cómo se sintió después de ingerir estas comidas.

ALIMENTOS Y ESPECIAS APACIGUADORES DE VATA
QUE ME GUSTAN

1.   6.   11.

2.   7.   12.

3.   8.   13.

4.   9.   14.

5.   10.   15.

COMIDA NÚMERO UNO

COMIDA NÚMERO DOS

COMIDA NÚMERO TRES

Otro recurso para pacificar a Vata es evitar los alimentos y las bebidas fríos, sobre todo los helados, pues este dosha es frío por naturaleza, y cualquier cosa de similar característica aumentaría este efecto. Cuando salga a cenar, pida agua tibia en lugar de helada. Prefiera sopa caliente más que ensalada, y coma todo el pan con mantequilla que desee, como así también postre, en lo posible caliente, como pastel de manzanas mejor que crema helada, cuya frialdad aumentaría a Vata en el organismo.

Recuerde que está demostrado que tanto la cafeína como los cigarrillos y el alcohol provocan serias alteraciones en el sueño. Claro que el alcohol puede provocar somnolencia y pérdida de conciencia, pero no se trata de un sueño natural. Las ondas cerebrales de las personas que beben alcohol exhiben patrones completamente diferentes de las de los durmientes normales. Por un lado, se saltea por completo la etapa de soñar. Como el abuso continuo de alcohol provoca deficiencias en el sueño natural, puede acarrear un efecto muy negativo a la salud en general.

Esto se ve sobre todo en la persona que ha sufrido disturbios en Vata. Hasta una sola taza de té o café bebida por la mañana puede perturbar el sueño por la noche. No olvide que muchos refrescos también contienen cafeína y que las carbonatadas, en general, aumentarán Vata y deben evitarse. Además, muchos medicamentos prescritos y los que se venden sin autorización contienen estimulantes. Como lo comentamos en el capítulo 8, es bastante común que la medicación provoque problemas en el sueño. Consulte al médico para determinar si ése es el caso de usted.

No se recomienda la comida pesada en la cena. Aunque parezca insólito, un potaje de cereal caliente caerá muy bien en la cena a cualquiera que padezca de desequilibrios de Vata. Hay otras cenas ligeras, sedantes, como un buen minestrón, arroz con lentejas en manteca, o pasta en cualquiera de sus formas. Es una buena idea beber leche tibia antes de acostarse, pero no picar un bocadillo de noche, tarde.

ELIMINAR LAS IMPUREZAS

Antes de dejar el tema de la dieta, quisiera presentar una técnica especial para eliminar impurezas o toxinas del organismo. En el Ayurveda, se las llama *amas*. Las amas impiden el funcionamiento normal de la fisiología y perturban a los doshas. Se trata de residuos de alimentos que no se digirieron bien y que quedan en el organismo en forma de toxinas. Por lo general, provienen de alimentos grasos, en mal estado o pesados, como el queso o productos fabricados con harinas blancas o azúcar refinado.

Un modo eficaz de disolver el ama y eliminarlo del cuerpo es beber agua caliente. El concepto es simple: en los textos ayurvédicos el ama se describe como una sustancia blanca pegajosa, que se adhiere a los canales fisiológicos. Para lavar platos engrasados o pegajosos, se usa agua caliente; del mismo modo, puede emplear agua caliente para sacar poco a poco el ama del cuerpo.

Si bien este método parece demasiado simple, cuando empiece a beber agua caliente, los resultados lo impresionarán. Además de mejorar el sueño, sentirá el cuerpo más liviano y lleno de energías, y experimentará una lucidez mental equilibrada. Pero, para producir este efecto, tendrá que atenerse a una rutina estricta. Primero, el agua tiene que estar muy caliente, tanto que necesite soplar antes de sorberla. Segundo, la cantidad que beba es menos importante que la frecuencia con que lo haga.

Para obtener mejores resultados, tiene que beberla cada treinta minutos. Si le parece demasiado, beba uno o dos sorbos de agua caliente cada hora, como mínimo. Si lo desea, puede beber más, según la sed que tenga.

También puede ingerir otros líquidos durante el día, pero siempre el agua caliente. Para casi todos, el mejor método es comprar un buen termo y llenarlo por la mañana con agua hirviendo que se mantendrá caliente alrededor de diez horas. Después de unos días, se sentirá tan apaciguado y equilibrado por esta rutina que empezará a anhelarla. Tal vez le parezca que las primeras semanas orina con mayor frecuencia, y que la cantidad es mayor que la proporción en que usted aumentó la ingestión de líquidos. Esto se debe a que el cuerpo comenzó a hacer circular sus fluidos para eliminar las toxinas e impurezas. Es una señal de que está sucediendo algo importante. Después de unas semanas, la orina volverá a la normalidad, pero el ama seguirá siendo eliminado del organismo.

EJERCICIO

El ejercicio forma parte importante de la creación de equilibrio en la fisiología. Cherak, uno de los primeros médicos ayurvédicos, dijo lo siguiente: «Del ejercicio físico se obtiene agilidad, capacidad de trabajo, firmeza, tolerancia ante las dificultades, disminución de las impurezas físicas y fortalecimiento de la digestión y del metabolismo.»

Si bien el ejercicio es bueno para todos, practicado en exceso puede ser perjudicial. Los tres errores más comunes que se cometen con relación al ejercicio son: primero, hacer muy poco o nada; segundo, hacer los que no se ajustan a su tipo físico; y tercero, practicarlo pasando el límite tras el cual los riesgos sobrepasan a los beneficios. En consecuencia, la cantidad y el tipo de ejercicios tienen que ser cuidadosamente seleccionados para cada individuo. Sobre todo, se debe apuntar a producir energía, fuerza y vitalidad, y no a agotarlas. Durante y después de la práctica, tiene que sentirse animado, fuerte y enérgico. Si se siente exhausto y agotado en cualquier momento, eso significa que en ese programa hay algo equivocado.

Las investigaciones del sueño no muestran efectos consistentes del ejercicio sobre el sueño. Quizá sea porque estos estudios no consideran los diferentes tipos de cuerpo de los individuos que participan en ello y la clase de ejercicios que necesitan. El que requiere más ejercicio de los tres doshas es Kapha. Vata, el que menos, y Pitta está en el medio.

Como el insomnio es, en su mayor parte, un desorden de Vata, el Ayurveda recomienda sólo ejercicios ligeros o moderados para los que padecen este problema: unos treinta minutos diarios de movimiento continuo. Los que se recomiendan son caminata a paso vivo, ciclismo, natación y algunos ejercicios de interior como bicicleta fija o cinta de carrera fija. No pierda de vista que un exceso puede perturbar a Vata y demasiado ejercicio es tan perjudicial como demasiado poco.

Si tiene la costumbre de hacer un ejercicio vigoroso, como correr quince kilómetros en cualquier momento, pruebe de acortarlo a la mitad durante un mes, y vea qué efecto tiene sobre el sueño. El principio ayurvédico sugiere hacer gimnasia a un 50 por ciento de la capacidad. Si usted puede andar en bicicleta treinta kilómetros, haga quince. Si suele correr quince kilómetros, corra siete y medio. Su capacidad está agotada cuando usted está tan fatigado que debe detenerse, cuando ya no puede ir más lejos. Lo que queremos del ejercicio no es agotar toda nuestra energía sino más bien producir más, y por eso nunca será nuestro objetivo quedar exhaustos. Al detenerse cuando llega al 50 por ciento, tendrá que sentirse aún con energías, bien, nunca tenso o cansado. De cualquier modo, el principio de emplear la mitad de su capacidad no viola el del condicionamiento físico, al contrario. La práctica regular aumentará esa capacidad, de manera que aquel 50 por ciento se verá superado.

Incorporar treinta minutos de caminata una vez por día a la rutina cotidiana tendrá un efecto profundo en el equilibrio fisiológico y dará lugar a un estado mental más estable. La mejor hora para practicar es en el período Kapha de la mañana, de 6:00 a 10:00. Por el contrario, ejercitarse de noche puede agravar el insomnio sobreestimulando el organismo muy cerca de la hora de acostarse. Además de caminar, los ejercicios de integración neuromuscular y neurorrespiratoria equilibrarán los tres doshas al mismo tiempo. Estos ejercicios, que provienen de la tradición yoga, no sólo mejoran el rendimiento muscular y metabólico sino la coordinación entre mente y cuerpo. Muchas personas descubrieron que los ejercicios neurorrespiratorios consiguen un estado de conciencia más estable y que son muy útiles en el tratamiento del insomnio:

EJERCICIOS APROPIADOS

Ejercítese todos los días, usando estas pautas de orientación ayurvédica:

- Haga todos los días una caminata de 30 minutos. La mejor hora es en el período Kapha de la mañana, de 6:00 a 10:00. Salvo caminata liviana, no haga ejercicios después de las 6 de la tarde.
- Puede sustituir otros ejercicios ligeros o moderados de movimiento continuo por ciclismo o natación. También se recomienda el uso de bicicleta fija o cinta de carrera fija.

- Emplee sólo el 50 por ciento de su capacidad. Por ejemplo, si puede recorrer seis kilómetros en bicicleta, recorra tres. Si puede nadar ocho largos, deténgase en el cuarto. Con la práctica regular, aumentará su capacidad.
- No se esfuerce. Tiene que sentirse fuerte y lleno de energías durante y después de la práctica.
- Si tiene la costumbre de hacer ejercicios vigorosos, intente disminuirlos a la mitad durante un mes, y vea qué efecto tiene el cambio sobre su sueño.

Haga los siguientes ejercicios neuromusculares y neurorrespiratorios unos minutos por día. Si puede, hágalos dos veces, antes de la meditación. Los mejores momentos son por la mañana después del baño, y por la noche, antes de la cena.

EJERCICIOS DE INTEGRACIÓN NEUROMUSCULAR

Estos simples ejercicios o posturas de yoga ayudarán a restablecer la coordinación mente/cuerpo y el equilibrio en todos los niveles del funcionamiento orgánico.

PAUTAS A SEGUIR

1. Tenga cuidado de no tensarse estirándose demasiado. Los dibujos muestran el modo ideal de practicar cada ejercicio, pero usted debe estirarse hasta donde se sienta bien. Con el tiempo desarrollará más flexibilidad. Categóricamente, no tiene que estirarse hasta sentir dolor o incomodidad. Si hasta la práctica mínima de alguna postura le causa dolor o molestia, omítala. Si tiene un problema

muscular crónico o agudo u óseo (en la espalda), consulte al médico antes de hacer los ejercicios.

2. Si siente que no puede doblar alguna parte del cuerpo, no fuerce el cuerpo balanceándose. Limítese a doblarse hasta donde pueda, sin forzarse.

3. Mantenga cada postura por lo menos unos segundos, y luego abandónela con tranquilidad. Respire con naturalidad durante los ejercicios; no contenga la respiración.

4. Use ropa cómoda y suelta. Use una manta de lana plegada, una alfombra o colchoneta de gimnasia en lugar de practicar sobre el suelo desnudo.

5. No practique con el estómago lleno. O sea, debe esperar por lo menos dos o tres horas después de la comida para ejercitarse.

6. Cuando haga las posturas, concentre sin esfuerzo la atención en la zona del cuerpo que está estirando. Si lo hace con calma y sin ser molestado, su atención irá automáticamente hacia esa zona del cuerpo. El solo hecho de concentrar la atención en la parte que está estirada al máximo hará que saque el máximo provecho del ejercicio.

7. Estos ejercicios no llevan más de cinco minutos si practica cada postura una vez. Si tiene tiempo, puede repetir cada una tres veces.

8. Asegúrese de seguir la secuencia de poses que se presentan más adelante, pues cada una de ellas está pensada para prepararlo para la siguiente.

1. EJERCICIOS DE TONIFICACIÓN

Este masaje corporal de dos minutos aumenta suavemente la circulación, pues impulsa la sangre hacia el corazón.

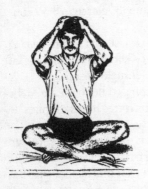

1. Siéntese en posición cómoda. Con las palmas de las manos y los dedos presione la parte superior de la cabeza, moviéndolas poco, a poco hacia la cara, cuello y pecho, apretando y soltando. Luego, empiece otra vez en la coronilla, y vaya apretando y soltando gradualmente por la nuca y el pecho.

2. Sujete las yemas de los dedos de la mano derecha con la palma y los dedos de la izquierda, y apriete y suelte poco a poco el brazo hasta el hombro y el pecho. Primero, hágalo con la cara superior del brazo, y luego repita debajo. Después, masajee el brazo izquierdo del mismo modo.

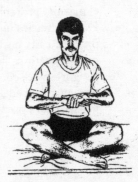

3. Con las yemas de los dedos tocándose en posición horizontal en el ombligo, comience a apretar y soltar el abdomen, pasando poco a poco la presión hacia el corazón, casi hasta llegar al pecho.

4. Con las dos manos, apriete y suelte en la mitad de la espalda y sobre las costillas hacia arriba, tan cerca del corazón como le sea posible.

5. Comenzando con el derecho, masajee los dedos y la planta de los pies apretando y soltando, subiendo por la pantorrilla, muslo y cintura. Repita con el pie izquierdo.

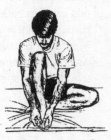

6. Acostado de espaldas, lleve las rodillas; hacia el pecho y rodéelas con las manos. Levante un poco la cabeza.

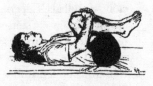

Ruede a la derecha hasta que la muñeca derecha toque el suelo, luego ruede hacia la izquierda. Repita cinco veces en cada dirección, luego estire lentamente las piernas hasta quedar tendido de espaldas. Descanse unos segundos.

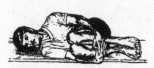

2. POSICIÓN FORTALECEDORA SENTADA

Este ejercicio prepara el cuerpo para las otras posturas, fortaleciendo la zona pélvica y la espalda.

1. Arrodillado, siéntese sobre los empeines, con los talones separados y los dedos grandes cruzados. Coloque las manos en el regazo, con las palmas hacia arriba. Mantenga la cabeza, el cuello y la columna vertebral en una sola línea recta.

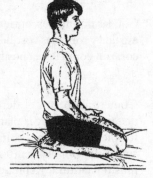

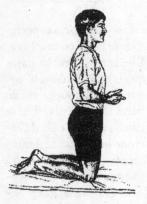

2. A continuación, levante las nalgas de los pies hasta quedar en posición arrodillada. Luego, baje lentamente y siéntese otra vez sobre los talones. Repita, moviéndose con lentitud y fluidez.

3.   POSICIÓN CABEZA EN RODILLA

Esta postura fortalece y relaja la columna y los órganos abdominales, favoreciendo la digestión.

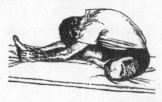

1. Sentado, estire la pierna derecha hacia adelante. Flexione la pierna izquierda tocando con la planta del pie la cara interna del muslo.
2. Inclínese hacia adelante y toque el pie derecho con las manos, brazos estirados. Puede doblar la rodilla derecha si lo necesita. Mantenga la posición unos segundos y luego afloje lentamente y vuelva a la posición de sentado.
3. Repita el ejercicio con la otra pierna.

4.   APOYADO SOBRE LOS HOMBROS

Esta postura revitaliza el sistema endocrino y la glándula tiroides, alivia la fatiga mental, flexibiliza la columna y posee un efecto sedante sobre el cuerpo.

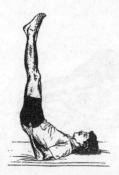

1. Tiéndase de espaldas. Levante lentamente las piernas desde la cintura, en una posición semivertical. Sostenga el trasero con las manos sobre las caderas, manteniendo los codos pegados al cuerpo.
2. Incline los pies más hacia la cabeza. Mantenga la posición medio minuto.

3. Vuelva lentamente a la posición original flexionando las rodillas para mantener en equilibrio el tronco hasta que las nalgas toquen el suelo, luego enderece las piernas y bájelas lentamente. Relájese poco a poco. Respire con normalidad y naturalidad durante todos los ejercicios.
4. Tenga cuidado de no tensar el cuello o la garganta: esta postura es para apoyarse en los hombros, no en el cuello.

5. POSE DEL ARADO

Esta postura fortalece y relaja la espalda, el cuello y los hombros. Normaliza el funcionamiento del hígado, el bazo y la tiroides, y alivia la fatiga.

1. Desde la postura de apoyo sobre los hombros, siga en esa posición mientras se flexiona desde la pelvis y lleva las piernas hacia atrás, sobre la cabeza.

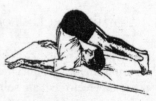

2. Lleve las piernas lo más lejos que pueda hacia atrás, en tanto se sienta cómodo. Tenga cuidado de no tensar demasiado el cuello. Extienda los brazos hacia atrás. El torso debe descansar sobre la parte superior de los

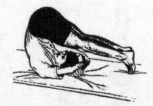

hombros, y las caderas tienen que estar en línea vertical con las articulaciones de los hombros. Cruce los brazos sobre la cabeza, y mantenga la postura unos segundos.

3. Vuelva lentamente a la posición acostada flexionando las rodillas para equilibrar el torso hasta que las nalgas toquen el suelo. Luego, enderece las piernas y bájelas lentamente. Relájese.

6. POSICIÓN DE LA COBRA

Este ejercicio fortalece y relaja los músculos de la espalda y alivia irregularidades de ovarios y de útero.

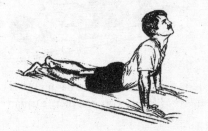

1. Tendido boca abajo con las palmas debajo de los hombros, los dedos hacia adelante, apoye la frente en el suelo.

2. Levante lentamente la cabeza y el pecho, manteniendo los codos cerca del cuerpo y sostenga la pose unos segundos.

3. Flexione los codos y baje hasta quedar cómodamente acostado, apoyando una mejilla en el piso. Relájese completamente.

7.   POSICIÓN DE SALTAMONTES

Esta postura fortalece la parte baja de la espalda, ayuda a la digestión y beneficia los riñones, la próstata, el útero y los ovarios.

1. Siga acostado boca abajo, con los brazos a los lados del cuerpo, las palmas hacia arriba. Apoye la barbilla en el suelo.
2. Levante las piernas rectas, extendiéndolas hacia arriba y hacia atrás. Mantenga la postura unos segundos, respirando sin esfuerzo. Luego, bájelas lentamente.

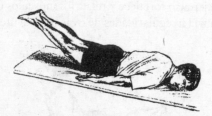

3. Si le cuesta levantar las dos piernas juntas, al comienzo no se fuerce. Hágalo con una pierna cada vez.

8. POSTURA SENTADA TORCIDA

Ésta aumenta la circulación de hígado, bazo, glándulas suprarrenales y riñones. También alivia la tensión de hombros, parte superior de la espalda y cuello.

1. Siéntese con las piernas estiradas hacia adelante.
2. Levante la pierna izquierda de modo que el pie esté sobre el suelo, cerca de la rodilla derecha.
3. Apoye la mano izquierda en el suelo, detrás de usted.
4. Gire suavemente el torso hacia la izquierda, el antebrazo derecho apretado contra la parte externa de la rodilla izquierda, y sujete la pierna derecha debajo de la rodilla.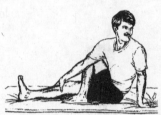
5. Gire la cabeza y el torso a la izquierda.
6. Mantenga la postura unos segundos y vuelva lentamente a la posición original. Repita con la otra pierna.

9. FLEXIÓN ADELANTE EN POSICIÓN DE PARADO

Este ejercicio fortalece el funcionamiento del hígado, estómago, bazo y riñones. Tonifica la columna y seda y relaja la mente.

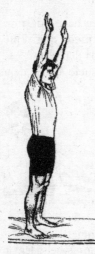

1. Póngase de pie, recto, con los pies paralelos, separados un ancho similar al de las caderas. Distribuya el peso en forma equitativa entre los dos pies.

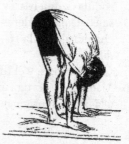

2. Flexiónese hacia adelante hasta que las manos toquen los dedos de los pies (o lo más lejos que pueda sin sentirse mal). Estire los brazos y deje que la frente toque las rodillas o se acerque. Fíjese que el abdomen esté en postura natural en esta posición.

10. POSICIÓN CONSCIENTE

Esta postura sedante elimina la fatiga y rejuvenece cuerpo y mente.

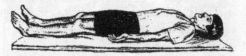

1. Acostado de espaldas con los brazos flojos a los lados y las palmas hacia arriba.
2. Afloje el cuerpo. Cierre los ojos y deje fluir la conciencia hacia cualquier parte del cuerpo o hacia todo el conjunto.
3. Descanse por lo menos un minuto; respire con naturalidad.

EJERCICIOS DE INTEGRACIÓN NEURORRESPIRATORIA

Este simple ejercicio llamado Pranayama, produce equilibrio en todo el cuerpo. Ayuda a calmar la conciencia, cosa provechosa en el tratamiento del insomnio. También es ideal practicar Pranayama después de los ejercicios de integración neuromuscular.

1. Siéntese cómodo, con la columna lo más recta posible.
2. Cierre los ojos y apoye la mano IZQUIERDA sobre las rodillas o los muslos. Para este ejercicio, usará el pulgar, el dedo medio y el anular de la mano DERECHA.
3. Con el pulgar derecho, tápese la fosa nasal derecha. Comience exhalando por la fosa izquierda. Luego inhale por la misma.
4. Ahora, con el dedo anular y el medio tape la fosa izquierda. Exhale lentamente por la derecha y luego inhale.
5. Siga alternando las fosas nasales cinco minutos. La respiración tiene que ser natural, no exagerada. Tal vez sea un poco más lenta y profunda de lo habitual.
6. Cuando termine, quédese sentado tranquilo con los ojos cerrados unos minutos, respirando normalmente.

NOTA: Siga usando la TABLA DE SUEÑO DIARIO y la LISTA DE CONTROL DE LA HORA DE ACOSTARSE.

HIERBAS

El Ayurveda utiliza miles de hierbas naturales y las considera suplementos alimenticios. Del mismo modo que la comida influye en la fisiología en el nivel básico de la inteligencia natural, las hierbas también, pero pueden emplearse de manera más precisa para influir sobre aspectos particulares de los doshas Vata, Pitta o Kapha. En lo referido al insomnio, los suplementos de hierbas forman parte de la estrategia general que incluye buscar equilibrio fisiológico en todos los niveles: mente, cuerpo y espíritu. El Ayurveda considera que las siguientes hierbas, en distintas combinaciones, son especialmente útiles para tratar el insomnio. Estas combinaciones se consiguen en las tiendas naturistas.

Éstas son las hierbas y algunas de sus propiedades:

- Jatamamsi, pariente cercana de Tagara, que crea energía fría y ayuda a la digestión.
- Ashwagandha, hierba rejuvenecedora, que calma los nervios y contribuye a un descanso satisfactorio.
- Shakhanalpushpi, otra hierba que fortalece el sistema nervioso y calma la mente.
- Brahmi, que es útil para pacificar tanto a Pitta como a Vata.
- Jatiphala, una de las mejores para desórdenes nerviosos qué podrían perturbar el sueño,
- Tagara, cuyo nombre latino es valeriana, especialmente buena para limpiar el Vata acumulado por el sistema nervioso. Las propiedades benéficas de la valeriana fueron confirmadas por la medicina occidental en un estudio realizado en Suiza. Mejoró el sueño en 128 sujetos, y no se hallaron efectos colaterales.

Aunque las hierbas de la lista precedente son naturales y se han usado durante miles de años en muchas sociedades, cualquier preparación podría causar una reacción indeseada en algunos individuos. Si tiene interés en usar hierbas para mejorar el sueño, asegúrese de hacerlo bajo la guía de maestros ayurvédicos expertos, con los que puede ponerse en contacto en los centros naturistas.

Algunos de los puntos que se tocan en este capítulo tal vez no parezcan muy relacionados con el insomnio y sí con alterar la hora de acostarse, pero recuerde que el Ayurveda es un enfoque comprensivo y único. Es un proceso muy profundo que le permite equilibrar simultáneamente la mente, el cuerpo, el comportamiento y el ambiente, Le sorprenderán los efectos que estas rutinas agregadas provocarán en su bienestar: no sólo le ayudarán a superar el insomnio sino en todas las áreas de su vida.

7

Los sueños y el soñar

Igual que dormir, soñar es un fenómeno muy subjetivo, que fue interpretado de maneras contradictorias a lo largo de la historia, en las diferentes sociedades, y por diferentes personas. Sin embargo, en los últimos tiempos al parecer hubo acuerdo en un punto: *los sueños son importantes*.

Desde la antigüedad —cuando personajes bíblicos como José o Daniel podían situarse en posiciones elevadas por su habilidad para interpretar los sueños— hasta Freud —cuya obra revolucionaria, *La interpretación de los sueños* fue publicada en 1900—, se creyó que en los sueños había elementos que nos permitían aprender. Al principio, se creyó que podían revelarnos el futuro de toda una sociedad, ya se tratara de hambruna o de una inminente invasión. Pero recientemente la importancia de los sueños se vio bajo una luz más concentrada: si bien ya no podían revelarnos el futuro del mundo entero, sí importantes verdades sobre el individuo que sueña.

Yo creo que los sueños son importantes, por lo menos algunos de ellos. Dejando de lado el tema de la interpretación, no hay duda de que ciertos sueños, como las pesadillas, pueden influir en el modo en que uno se siente y se comporta al día siguiente. También es cierto que los sueños felices pueden hacernos comenzar el día muy bien; hasta hay algunos que pueden hacernos despertar riendo. Tanto como la cantidad real de tiempo que se duerme, los sueños pueden determinar la diferencia entre una buena noche de descanso y una mala.

Ahora, consideremos algunas de las cualidades más interesantes y misteriosas de los sueños, sobre todo las relacionadas con el insomnio. También veremos cómo los modernos métodos científicos y la tradición del Ayurveda entendieron esas características.

PARÁBOLAS Y PARADOJAS

Como comentamos antes, el objetivo del sueño es descansar y restaurar la fisiología. El cuerpo del durmiente, como una batería recargable, entra en una especie de estado de funcionamiento disminuido durante un período que le permite recobrar la energía utilizada en las horas que funcionó en plenitud.

Esta comparación de la batería recargada cobra todo su sentido cuando se aplica a muchas de las funciones orgánicas, excepto durante el período REM (rapid eye movement, movimiento ocular rápido) del dormir, que es cuando aparecen los sueños y que, en una noche normal de descanso, dura unas dos horas. La mayor parte del tiempo del durmiente, disminuyen el ritmo cardiaco, el de la respiración y la presión sanguínea. Pero cuando sucede la fase REM el metabolismo se acelera, los riñones empiezan a trabajar más, y, en el caso de los hombres, el pene se yergue. Con respecto al cerebro, la metáfora de la batería se vuelve más incierta, pues en aspectos importantes, como el flujo de sangre hacia él, el cerebro del durmiente se vuelve más activo que en vigilia.

Según el doctor William C. Dement, un importante investigador del sueño de la Universidad de Stanford, es lógico que el cerebro trabaje tanto durante la fase REM, porque el cerebro del durmiente está haciendo todo lo que hace en vigilia, y más aún. En vigilia, el cerebro sólo necesita responder a una realidad externa preexistente, y producir las respuestas fisiológicas apropiadas. Estas respuestas pueden adoptar la forma de movimientos corporales, palabras o pensamientos. En cambio, el cerebro del durmiente tiene que crear toda una realidad interna y, además, responder a ella.

Por ejemplo, si estando despierto un caballo desbocado se precipita hacia usted, su cerebro recibirá el mensaje de que el caballo se aproxima y responderá enviando un mensaje a las piernas para que lo saquen de su camino. Pero cuando esto sucede en un sueño, el cerebro tuvo que crear ese caballo, no sólo recibir un mensaje acerca de él. Más aun, la respuesta neurológica que el cerebro durmiente envía a las piernas es tan desarrollada como lo sería si estuviese despierto. La respuesta viaja por el sistema nervioso hasta las piernas, aunque queda neutralizada por esa parálisis corporal particular del período REM. A lo sumo, el impulso de correr se manifiesta por un estremecimiento de las piernas casi imperceptible, pero eso se debe a que el cerebro no hizo su mejor esfuerzo.

Recuerde: la naturaleza no hace nada en vano. Si el objetivo del sueño es restaurar el cuerpo, debemos tener en cuenta que durante una parte importante del sueño esta recuperación no se logra sólo a través de un descanso pasivo. Más bien se puede decir que se desarrolla un proceso positivo, activo que requiere buena cantidad de energía.

Esto parece una paradoja. ¿Cómo se puede justificar el gasto de energía en bien del descanso? ¿Por qué la naturaleza, a la que describimos como eligiendo siempre la alternativa del menor esfuerzo, no apaga por completo el sistema durante toda la noche?

Tiene que haber un modo de explicar el trabajo fisiológico que se necesita para crear los animales, las máquinas contestadoras y las tiendas antiguas de los sueños que participan de las parábolas de nuestros sueños. Se han propuesto innumerables soluciones aunque, por desgracia, no conducen a ninguna conclusión asombrosa y única sino que son tan paradójicas como los sueños mismos.

¿RECORDAR U OLVIDAR?

Uno de los conceptos más arriesgados del pensamiento científico es el que se conoce como la *falacia ptolemaica*. La expresión deriva de la descripción del universo que formuló el antiguo astrónomo Ptolomeo, que registró con precisión los fenómenos observables, pero estaba equivocado. Dicho de otro modo, el sol *parece* girar alrededor de la Tierra, y se puede construir toda una cosmología basándose en esa apariencia. Pero a pesar de ella, el sol no rota en torno a la Tierra.

Con respecto al propósito de los sueños, hay muchos enfoques que parecen explicar lo que sucede pero que, en realidad, no son nada más que representaciones exactas de la creatividad del investigador. Esto no significa que no parezcan convincentes. Para una persona inteligente, más si es un científico, es muy fácil crear un argumento para convencer a alguien o a todo el público. En la novela del siglo XVIII *Rasselas*, de Samuel Johnson, un científico explica un aparato con alas metálicas que había inventado, y que iba a permitir que la gente volara como los pájaros. El argumento está muy bien escrito y es muy convincente, incluso para el lector moderno. Es difícil encontrarle el error. Claro que, cuando el personaje salta desde un techo, la elegancia del razonamiento no lo ayuda.

Sigmund Freud, el creador del psicoanálisis, pensaba que los sueños eran la manera de procesar los deseos que no se podían cumplir libremente en la realidad. Entonces, se ponían en práctica en el mundo de los sueños, mientras el cuerpo estaba paralizado y no podía meterse en dificultades. Pero, ¿es que alguien puede desear que un caballo se abalance hacia él, como en el sueño que he referido? Quizá no, pero el sueño no es más que una forma disimulada del deseo reprimido. Si se soñara de manera muy directa, el durmiente se despertaría asustado por la invención de su propio cerebro, y se perdería el provecho biológico del sueño. En realidad, Freud dice que eso es exactamente lo que pasa con las pesadillas.

Eso significa que Freud considera los sueños como una especie de versión atenuada para satisfacer los deseos que son inaceptables para la mente consciente, y atendiendo a la necesidad de descanso del cuerpo que suministra el sueño.

Desde luego, el pensamiento de Freud ejerció una influencia monumental a lo largo de todo el siglo. Hasta los investigadores más recientes que no están de acuerdo con las conclusiones del vienés (a diferencia de la mayoría), se ven obligados a enfrentarse a los temas que sacó a la luz e incluso a utilizar parte de su terminología.

Por ejemplo, estudios de investigadores de la Universidad de Harvard revelaron que en gatos dormidos se producían explosiones de actividad cerebral en los períodos del sueño REM. Esas «inspiraciones súbitas» recorren las vías neurológicas. El investigador cree que en los humanos ocurren explosiones similares e infiere que la tarea del cerebro del durmiente humano consiste en lidiar con esos flujos súbitos de datos sensoriales azarosos. Para ello, el cerebro se esfuerza por crear una trama que entrelace todo. Como es natural, en pos de ese objetivo el cerebro extrae los deseos y temores del durmiente para realizarlos según la teoría freudiana, pero la represión no tiene lugar en esta doctrina de la explosión cerebral. Por el contrario, el cerebro no sólo no trata de ocultar nada sino que busca cualquier cosa que lo ayude a darle un sentido a los datos.

Existe una teoría parecida según la cual se describe la actividad del cerebro como si tejiera una enorme cantidad de datos en bruto, pero en lugar de originarse en explosiones neurológicas dentro de sí mismo, el material llega, en este caso, de los sucesos del día anterior en el mundo de la vigilia, con todas sus idas y vueltas, sus conversaciones y demás. Durante el sueño REM, el cerebro crea un guión que permite almacenar y recordar ese enorme volumen de hechos de forma coherente, aunque en el nivel del inconsciente. De acuerdo con esta teoría, el sueño sería un recurso nemotécnico muy complejo para registrar los hechos de la vida. El sueño sería, en realidad, una ayuda para la memoria.

O quizás el cometido de los sueños sea ayudarnos a olvidar. Estudios del eminente Francis Crick, uno de los descubridores de la estructura de la molécula de ADN, llegan a la conclusión de que esas tormentas neurológicas que acompañan al REM son, en realidad, una forma de limpiar el sistema. Sencillamente, el cerebro está procesando sus desperdicios eléctricos. Este enfoque se ve respaldado por la lógica. A fin de cuentas, no solemos recordar los sueños de modo que la naturaleza no debe de tener el propósito de que así sea.

Sobre todo, el Ayurveda es un sistema práctico. Como los sueños tienen una influencia menos directa sobre la salud que temas como la digestión o la nutrición, las autoridades ayurvédicas tienen menos que decir al respecto que otras tradiciones más místicas. En cambio, ofrece una cantidad de clarificaciones sobre los sueños y los individuos que sueñan.

Como en vigilia, la influencia clave en los sueños de un individuo está en la clase de cuerpo.

Los *tipos Vata* tienen sueños muy imaginativos, coloreados por el sueño y la ansiedad. Esta tendencia se acentúa cuando el dosha se desequilibra, de modo que si usted pertenece a este tipo y advierte que sus sueños se vuelven más intensos, sería conveniente que adoptara medidas para recuperar la estabilidad. Claro que aunque éste no sea su dosha básico, puede sufrir pesadillas cuando su Vata está desequilibrado. En el Ayurveda, se considera a estos sueños como una corrección natural, como el modo que tiene el cuerpo de manifestar ese desequilibrio. Comentaremos este tema con más detalle cuando hablemos de las pesadillas.

Los *tipos Pitta* tienen sueños activos, aventureros, donde aparecen con frecuencia situaciones de ira o de conflicto, con peleas o misterios. Es interesante observar que los investigadores asignan estas características como típicas de soñantes masculinos. En los sueños de las mujeres aparece más la conversación que la acción, y también ocurren más a menudo en lugares cerrados que los masculinos.

Los *tipos Kapha* tienen sueños serenos que no suelen recordar. Es posible que los durmientes de este dosha, que se caracterizan por dormir profundamente, pasen más tiempo en la fase delta sin sueños, que en la fase REM.

Uno de los motivos que me hacen pensar que los sueños son importantes, es la profunda influencia que tienen sobre nuestra herencia cultural. Por ejemplo, es difícil imaginar cómo habría sido la literatura occidental si los seres humanos no soñaran. *Hamlet*, *Macbeth*, *Ricardo III*, y muchas otras obras como éstas de Shakespeare, serían por completo diferentes. Esto también sucede en la literatura oriental.

Pero no sólo los sueños son importantes en la historia de la imaginación humana: también lo son las pesadillas. Me vienen a la memoria las pinturas de Goya y Fuseli, las novelas de Dostoievski y Kafka, y la música de Schoenberg como expresiones concretas de los sueños provocados por la angustia.

La investigación del sueño enumeró ciertas características que definen a las pesadillas:

- Una pesadilla hace que el durmiente se despierte del REM con temor, pero sin síntomas físicos como pulso acelerado o sudor. Éstos, a su vez, son rasgos de los «terrores del sueño», propios de la fase delta.
- A menudo, el durmiente recuerda la pesadilla completa, y con gran detalle.
- Los que sufren pesadillas reconocen temas recurrentes y, a veces, se repite un sueño completo muchas veces, hasta durante años.

Por sí mismas, las pesadillas no son una causa especialmente importante de insomnio: alrededor de un 5 por ciento de la población adulta del país las sufre alguna vez. Pero sí pueden ser síntoma de otros problemas más básicos. Por ejemplo, un porcentaje alto de las personas que sufren pesadillas crónicas vivió un hecho traumático o un período en la vida que quedó sin resolver, incluso sin saberlo. Otra gran porción de la población con pesadillas las soñó desde la infancia, muchas veces por motivos que la medicina contemporánea es incapaz de identificar; sin embargo, es muy probable que un diagnóstico ayurvédico pudiera identificar la causa en el desequilibrio de los doshas. Agregaré algo más al respecto en el capítulo siguiente, cuando trate el problema del insomnio que aparece ya en la infancia.

Si las pesadillas provocan o exacerban el insomnio, tal vez lo mejor sea lo que hemos estado diciendo: tiene que analizar su vida durante la vigilia para entender qué le pasa al sueño. Muchas pesadillas no tienen una causa subyacente muy profunda; pueden deberse a la tensión en el trabajo o en la familia. Según la experiencia clínica, una vez que se identifica esta causa y se enfrenta a ella, los malos sueños desaparecen. Es así de simple.

No se ha demostrado con ningún estudio sistemático y riguroso que, como suele decirse, determinadas comidas ingeridas poco antes de acostarse provoquen malos sueños. Pero no hay duda de que sí pueden provocarlos medicamentos equivocados o el exceso de alcohol y, en este caso, la solución también es simple.

8

El insomnio en los niños
y en los mayores

El equilibrio y la moderación son las bases del enfoque ayurvédico de la salud, y esto también se aplica a los hábitos de sueño. Hay una interesante investigación que demuestra la sabiduría de este punto de vista. La Sociedad Norteamericana del Cáncer hizo una encuesta entre adultos seleccionados al azar, preguntando acerca de sus patrones de sueño, e hizo un seguimiento durante seis años. Los resultados demostraron que el 99 por ciento de los sujetos que dormían un promedio entre siete y nueve horas por noche todavía estaban vivos. Pero el porcentaje de muerte en los que dormían más de diez horas por noche era casi el doble que el de los durmientes «normales», y para los hombres que dormían menos de cuatro, el promedio de mortalidad era casi un 300 por ciento más alto.

Si bien este estudio no demuestra que dormir demasiado o muy poco puede provocar muerte prematura, indica una fuerte correlación. Hubiese sido provechoso saber más de las personas que estaban en ambos extremos de la escala. ¿Cuáles eran sus estilos de vida y sus hábitos? ¿Qué clase de trabajo hacían? Y lo más importante: las edades. Hay muchas evidencias de que la edad es el factor más importante para determinar el patrón de sueño del individuo. Es el punto de vista de la ciencia moderna, y también del Ayurveda.

Según el Ayurveda, en la infancia domina el dosha Kapha y es cuando solemos dormir más. Los recién nacidos, en los primeros tiempos, duermen casi todo el día; el promedio de sueño de un recién nacido es de unas dieciséis horas el mismo día del nacimiento, y también después, durante semanas. Hasta los cinco años, los niños deberían dormir unas doce horas diarias. Pero en la ancianidad, que es el período Vata de la vida, el tiempo de sueño promedio en general desciende a cinco o seis horas, incluso en aquéllos que en la mediana edad durmieron más horas.

El insomnio tanto en los niños como en los ancianos suele ser un problema más serio que el «de situación» que es más típico de la mediana edad, en que la causa es más fácil de identificar y de corregir. En este capítulo examinaremos las características especiales del insomnio entre los muy jóvenes y los muy mayores.

INSOMNIO QUE COMIENZA EN LA INFANCIA

Para la mayoría de los niños, el sueño es una respuesta simple y natural a una señal interna. Basta que estén lo bastante cansados para que se duerman. En ocasiones, no escuchan esa señal con toda la prontitud que los padres desearían, pero cuando ocurre es ensordecedora y el chico se duerme.

Por desgracia, eso no sucede con todos. Hay un pequeño porcentaje que sufre un insomnio que comienza casi en el nacimiento y continúa en la vida adulta. Es un problema grave que puede tener un impacto profundo en la capacidad para disfrutar de la vida, y a menudo requiere un tratamiento más drástico que otras formas de insomnio.

El doctor Peter Hauri, del Programa de Investigación del Insomnio de la Clínica Mayo, realizó un estudio intenso de esta clase de insomnio, tanto en las primeras etapas como en los adultos que siguen sufriéndolo. Hauri descubrió que, con frecuencia, el insomnio en los chicos está acompañado de ciertos problemas neurológicos específicos como la dislexia y la hiperactividad. (Desde el punto de vista del Ayurveda, resulta significativo que también se dé una hipersensibilidad al ruido, lo que indica un desequilibrio de Vata.) Si bien la dislexia y la hiperactividad no necesariamente indican desórdenes psicológicos, los niños que las padecen responden bien a dosis bajas de medicamentos antidepresivos. La misma medicación puede aliviar también los síntomas del insomnio infantil.

Es interesante destacar que los pequeños insomnes no suelen estar deprimidos. Por el contrario, están muy alerta, el mundo que los rodea les provoca intensa curiosidad, y están dispuestos a la acción en todo momento. Durante muchos años, se consideró equivocadamente que esta clase de comportamiento era positivo. Pero a medida que el niño crece y empieza a tener responsabilidades que exigen más a su fisiología, la dificultad para dormir comienza a cobrar su tributo. Las víctimas adultas del insomnio infantil no son capaces de retener un empleo o, a veces, hasta de comportarse de manera normal en la vida social cotidiana. Todos los días se sienten como una persona normal que hubiese sufrido privación del sueño en un experimento de cientos de horas.

Por fortuna, además de los antidepresivos que dan resultado con los niños, existen otros medicamentos capaces de ayudar a los adultos a superar un insomnio de toda la vida. Pero el mismo medicamento no resulta igual para todos, y los que son eficaces no lo son en la medida que esperaría un médico. Dicho de otro modo, el tratamiento suele ser un proceso de prueba y error pero puede tener éxito bajo una buena supervisión profesional.

Si usted ha sufrido insomnio extremo desde la primera infancia y esto le provocó un debilitamiento general, le recomiendo que procure tratamiento lo antes posible.

SONAMBULISMO Y PESADILLAS INFANTILES

El peculiar fenómeno del sonambulismo, por lo general, se halla sólo en los niños, y casi siempre se supera en la adolescencia. Las estadísticas muestran que los varones lo experimentan más a menudo que las niñas. Parecería ser que esto responde a un factor genético pues casi todos los sonámbulos tenían parientes que manifestaron el mismo comportamiento a una edad similar. Ni la medicación ni la psicoterapia dan mucho resultado en estos casos, sobre todo en los niños, de modo que lo mejor es dejar que el tiempo solucione el problema. Entretanto, procure que el sonámbulo se mueva en un ambiente seguro. Hay que cerrar ventanas, guardar llaves de automóviles, y es preferible que la cama del sonámbulo esté en la planta baja.

Igual que los «terrores del sueño», en los que el sujeto se despierta aterrado y además con síntomas físicos como una aceleración de los latidos cardiacos, el sonambulismo se presenta durante la fase delta de sueño profundo. Los sonámbulos pueden realizar tareas sencillas como abrir puertas, pero no conducir automóviles ni operar computadoras... lo cual no significa que no lo intenten. Por lo general, no perciben el ambiente que los rodea, cosa que indicaría el hecho de que pueden caminar descalzos sobre la nieve.

¿Qué hay que hacer cuando uno se topa con un sonámbulo? El saber popular dice que si se despertara al sonámbulo podría provocarse un desastre psicológico. Esto no es verdad en sentido científico, aunque el durmiente puede asustarse si, de pronto, se encuentra en un sitio que no tiene nada que ver con el dormitorio. De todos modos, según la opinión de los expertos, en general no hace falta despertarlo, sino que se lo puede tomar suavemente del brazo y llevar otra vez a la cama.

Alrededor de un 15 por ciento de los niños del país caminan dormidos al menos una vez en la vida. Por el contrario, casi todos los niños sufren pesadillas y, desde luego, necesitan que los padres los compadezcan y tranquilicen. Las pesadillas infantiles suceden más a menudo entre los tres y los ocho años. La secuencia típica sería que el niño se despierta aterrado, descubre que está solo en una habitación oscura, grita y busca refugio en la cama de los padres.

No hay nada de malo en dejar que esta secuencia continúe hasta su conclusión natural: el chico durmiendo en la cama de los padres, pero no ayuda a romper las cadenas de hechos que llevan al problema. Una solución más beneficiosa sería enfrentarse al ambiente aterrorizador que el chico encuentra en la habitación a oscuras, que constituye una parte de la pesadilla tan importante como el sueño mismo.

Si es posible, vaya al cuarto del niño antes de que se levante y asegúrele que lo que cuelga de la silla es sólo un abrigo, y no un hombre lobo. Haga lo mejor que pueda para convencerlo de que se quede en el cuarto, y esté dispuesto a quedarse usted todo lo que sea necesario.

Si el problema se repite, busque soluciones a largo plazo que podrían ser tan sencillas como dejar una luz encendida o una puerta abierta al pasillo. Pero muchas autoridades coinciden en que la mejor respuesta a las pesadillas infantiles es una mascota familiar que comparta el cuarto del chico: tiene una eficacia del 100 por ciento. Si es imposible tener una mascota viva, la alternativa puede ser un animalito de paño... pero tenga presente que para el chico podría parecer un hombre lobo.

EL SUEÑO Y LOS ANCIANOS

En general, las perturbaciones del sueño se hacen más frecuentes y problemáticas a medida que envejecemos. Después de los cuarenta, el cuerpo se torna más Vata y por eso los mayores suelen dormir mal, pues las perturbaciones de Vata que no se trataron, empeoran.

La gente mayor tendría que recordar más que otros grupos de edad que la clave para dormir bien de noche está en tener un día activo. Si se fatigó de un modo sano, el cuerpo puede emplear la noche para recuperar por sí mismo el equilibrio fisiológico, sin necesidad de ninguna droga. Por lo común, los ancianos toman una amplia variedad de medicamentos, que no proporcionan un buen sueño aunque parezcan hacerlo en el corto plazo. La ingestión de remedios tendría que mantenerse al mínimo, evitar las píldoras para dormir, y beber alcohol con gran moderación.

Cuando uno envejece, las funciones excretoras del cuerpo se tornan menos eficientes, lo cual significa que las drogas permanecen más tiempo en el organismo. Cualquier cosa que se ingiere tarda más en salir. Y sin embargo, los remedios para dormir suelen probarse en individuos sanos y jóvenes. Más aun, por lo general esas pruebas las hacen los mismos fabricantes de los medicamentos. Por ese motivo, es menester remarcar que las personas mayores deberían tomar dosis muy inferiores a las indicadas. Como verá cuando tratemos el problema de la apnea del sueño, tan subestimado, en la gente mayor se manifiesta una estrecha relación entre la depresión, la así llamada senilidad, y el insomnio, y aun así, cuando se disminuyen o se suprimen las píldoras para dormir y otros medicamentos, la «senilidad» mejora de manera notable.

Si un anciano siente la necesidad de ingerir algo para facilitar el sueño, lo mejor es la leche tibia con una cucharada de miel a la hora de acostarse: es muy bueno para apaciguar a Vata. También es buena idea beber mucha agua. Aunque no parezca una propuesta muy atractiva, la deshidratación es uno de los problemas de salud más importantes de la vejez.

También tenga en cuenta que Vata es muy sensible a los ruidos y las luces fuertes. Es natural que estas tendencias aumenten con la edad, sobre todo si el individuo es de tipo Vata. En consecuencia, el dormitorio debe ser lo más oscuro y silencioso posible. A veces, aunque no sea consciente de ello, una luz que se filtra por una cortina o debajo de la puerta, puede hacerlo despertar de pronto, en el período Vata de la mañana temprano.

APNEA DEL SUEÑO

La perturbación del sueño más grave y extendida es la llamada apnea del sueño, término médico que se refiere a la pérdida de respiración durante el sueño. Los estudios sugieren que este problema afecta a un 25 por ciento de las personas mayores de sesenta y cinco años en el país, y puede desencadenar depresiones serias, enfermedades cardiovasculares y muerte.

La apnea hace que el sujeto deje de respirar por períodos de más de sesenta segundos durante el sueño, tras lo cual se despierta jadeando o tosiendo, permanece despierto o a medias dormido uno o dos segundos, generalmente sin abrir los ojos, vuelve a dormirse y se repite la secuencia. Como puede llegar a repetirse hasta mil veces en una sola noche, no es de extrañar que el sujeto no se siente muy descansado por la mañana. No es común que las víctimas de apnea sepan cuántas veces se despiertan, y por eso no pueden explicarse las sensaciones de agotamiento, somnolencia y dificultad para pensar con claridad. La causa real es un gran déficit de sueño.

Si bien esta perturbación puede presentarse en los niños, la mayoría de los casos ocurre a edad avanzada. Puede haber malformaciones o deterioros en los canales nasales de respiración que contribuyan, pero las causas más frecuentes son el sobrepeso, el consumo de alcohol, y los ronquidos. Todos los que sufren apnea roncan, y las esposas suelen informar que el ronquido empeora después de un par de copas antes de acostarse.

Por medio de la cirugía se pueden corregir muchos de los problemas fisiológicos concomitantes a la apnea del sueño. En muchos casos, se justifica porque un gran porcentaje de los síntomas degenerativos que asociamos con el envejecimiento, en realidad tienen su raíz en la incapacidad del sujeto para lograr una buena noche de sueño. Esto es especialmente cierto en lo que se suele llamar senilidad, caracterizada por confusión, melancolía y apatía. Pero se pueden tomar muchas medidas eficaces antes de pensar siquiera en la cirugía, y la primera de ellas es un buen planteamiento del problema.

Como es característico que el paciente con apnea esté convencido de que sólo despierta cuatro o cinco veces por noche cuando en realidad es probable que esa cifra se multiplique por cien, nadie puede esperar diagnosticarlo por sí solo. En opinión del doctor William Dement, de la Universidad de Stanford, toda persona mayor de sesenta y cinco años tendría que someterse a una revisión centrada en alteraciones respiratorias durante el sueño. Sobre todo los que roncan, tienen sobrepeso, acostumbran a beber alcohol para dormir, y manifiestan somnolencia durante el día.

Si se deja que la apnea continúe, puede provocar hipertensión y hacer disminuir el nivel de oxígeno en la sangre. Esto, a su vez, puede acarrear un fallo cardiaco congestivo, una de las primeras causas de muerte en ancianos. En síntesis, es imposible considerar que una persona mayor está emocional o físicamente sana si no duerme bien a causa de la apnea.

9

La plenitud, base para
un sueño reparador

Así como la luz ilumina la oscuridad, descubrir la plenitud interior puede eliminar cualquier desorden o malestar, incluido el insomnio. Ésta es, en verdad, la clave para crear equilibrio y armonía en todo lo que uno hace.

Este capítulo ofrece ideas y recomendaciones para aumentar su sensación de plenitud y liberar su naturaleza interior. En realidad, el objetivo del Ayurveda consiste en ayudarlo a comprender que usted está hecho de conciencia pura, de que el estado natural de las personas es verse libres de enfermedades y temores, y que su destino es disfrutar la plena satisfacción en la vida.

Cuando se dan soluciones al insomnio, es fundamental definir el concepto de plenitud personal, pues ante cualquier disturbio de la salud, el Ayurveda adopta un enfoque doble: toma en cuenta los desequilibrios físicos específicos que aparecen y, en otro nivel, introduce un nuevo elemento en la situación, que es la plenitud.

Varios años atrás, el Departamento de Salud, Educación y Bienestar de Massachussets llevó acabo un estudio de los factores de riesgo para las enfermedades cardiacas. Tal vez usted se pregunte si fue necesario. ¿Para qué querría alguien buscar los factores de riesgo de enfermedades cardiacas? Si ya los conocemos: hipertensión, fumar, colesterol, la historia familiar. Pero en realidad todavía existen buenos motivos para investigar los factores de riesgo cardiaco, pues la mayoría de los que tienen el primer ataque antes de los cincuenta años no manifiestan *ninguna* de las así llamadas señales de peligro. De hecho, la investigación de Massachussets demostró que el riesgo número uno para las enfermedades del corazón es la insatisfacción laboral, y el número dos es una escasa felicidad personal.

Eso significa que podemos salir a la calle y formularle a la gente sólo dos preguntas: «¿Le gusta su trabajo?» y «¿Es usted realmente feliz?» Si contesta que sí sin vacilaciones, es probable que no sufra problemas cardiacos, como tampoco muchos otros problemas de salud, pues el riesgo para la mayoría de las enfermedades se relaciona con esos dos temas básicos.

En el Ayurveda hay un concepto denominado *dharma*. Estar en dharma significa saber para qué está uno aquí, que uno descubrió un propósito en su vida. No hay piezas de más en el Universo, ¿sabe? Todos estamos aquí porque tenemos que ocupar un lugar, y cada pieza debe acomodarse en el gran rompecabezas. Si no fuese porque usted está aquí, el Universo estaría incompleto. Y cada cosa que sucede en todo el Universo requiere que todos tomemos parte en ella.

Por supuesto, el concepto de dharma abarca mucho más que la satisfacción en el trabajo. Se refiere a todas las actividades que se realizan en vigilia consciente, pues estamos destinados a la plenitud y parte de ese destino es hacer una tarea que nos colme de satisfacción.

Pero, a veces, se presentan obstáculos ante nuestro destino. De hecho, el insomnio es uno de los primeros problemas que podemos encontrar y que presagia otros. En el Ayurveda se dice que la fuente de cualquier dificultad es yacer en la conciencia. Conciencia de cierto malestar, cierta enfermedad, ansiedad, angustia, que se convierten en el telón de fondo de fatiga o insomnio. A continuación, comienza un nivel más agudo de molestia física y, por último, se presenta la enfermedad física misma.

En conclusión, el insomnio es síntoma de un desequilibrio subyacente y si usted quiere descubrir la raíz, le sugeriría que es la falta de dharma, la falta de plenitud, de propósito en la vida.

Mejor dicho, el propósito existe, pero usted aún no lo descubrió.

FORMULE LA PREGUNTA BÁSICA

Para superar cualquier dificultad relacionada con el sueño, es muy importante poner en práctica las sugerencias que hice en capítulos anteriores. Pero, además, es esencial que se formule ciertas preguntas básicas sobre su vida: *¿Cuál es mi propósito aquí...? ¿Qué me hace feliz...? ¿Cómo puedo hallar la plenitud en mi trabajo?*

Así como pasamos un tercio de nuestras vidas durmiendo, dedicamos otro tercio a ganarnos el pan, y es evidente que los aspectos positivos y negativos de esos dos aspectos influyen de manera vital uno en el otro. No digo que deje de inmediato el trabajo si no le gusta, para poder dormir bien de noche. Cualquier clase de trabajo puede ser satisfactorio si se desarrolla con simplicidad y conciencia del presente.

Para entender cómo se puede concretar esto, primero tiene que entender un punto muy importante del modo en que el Ayurveda enfoca la enfermedad y la salud. Se considera que la enfermedad no tiene realidad en sí misma. La relación entre enfermedad y salud es similar a la que existe entre oscuridad y luz. La salud no es ausencia de enfermedad sino, al contrario, la enfermedad es ausencia de salud.

Es tan intensa la concentración del Ayurveda en la salud como cualidad positiva, activa que, en cierto sentido, casi no se ocupa del tratamiento de la enfermedad. Se la reconoce como un área de la fisiología a la que le faltan elementos de ese concepto básico que llamamos salud, como cuando un cuarto está oscuro y se enciende la luz. Salud significa integridad, y cuando se lleva a un nivel de perfección trae consigo un estado de plenitud total.

Si la insatisfacción con el trabajo afecta a su salud y le arruina el sueño, el problema no es, en realidad, el trabajo sino la calidad de su vida en todas las áreas. Hay un viejo dicho ayurvédico: «El mundo es como somos nosotros.» ¿Advirtió usted que esos días en que se siente bien, descansado y feliz, todo va bien y las personas le responden de modo positivo? ¿Y que, por el contrario, cuando se siente débil y malhumorado el mundo parece responderle de la misma manera?

Si está descansado, pleno en otros aspectos de su vida, el trabajo le resultará mucho más grato, más eficiente, y, sin duda, más satisfactorio. Si bien en ocasiones se siente víctima de las circunstancias, en realidad puede hacerse cargo de la situación y los primeros pasos para dar se hallan en el nivel de la conciencia. No necesita acudir a ningún sitio ni a nadie para hallar satisfacción: es inherente a usted. Sólo tiene que darse acceso a ese campo de inteligencia pura.

El primer paso es hacer un leve cambio en su conciencia. Este cambio debe hacerse en dirección a la autoindulgencia en el buen sentido, de atención a sí mismo y a su propósito en la vida. Cuando haya divisado una perspectiva mayor que sus propias preocupaciones, mayor que sus problemas profesionales, podrá realizar su trabajo con mucha más eficiencia y mucho más gozo.

Estará más concentrado en el trabajo porque tendrá una visión más amplia de lo que significa vivir en plenitud y con satisfacción.

EQUILIBRIO Y BELLEZA

Si consideramos el Universo como un todo, nuestras vidas deberían ser un equilibrio entre descanso y actividad. Sea cual fuere la decisión que adopte respecto de su carrera, procure tener tiempo para otras cosas importantes de la vida como disfrutar de los hijos, los nietos, u otros miembros de su familia. Estas sencillas alegrías son parte fundamental de la rutina ayurvédica.

No descuide separar tiempo para actividades propias del ocio como hobbies, o intereses educativos y culturales. Sin duda, habrá muchas cosas que tal vez quiso hacer toda su vida pero las pospuso por falta de tiempo: esto viola el principio de equilibrio entre descanso y actividad.

En muchos casos de insomnio, la parte de actividad de la vida está exagerada en relación con la parte de descanso. Trate de hacerse tiempo suficiente para equilibrar su actividad dinámica con otra de genuina recreación. ¡No sufra por falta de almuerzos campestres!

Sería conveniente que pase el tiempo libre y las vacaciones realizando actividades que lo hagan sentirse más entero y descansado, no más fatigado y cansado. Éste es un universo de recreación, hecho para aquéllos que quieren compartir una de las grandes pasiones de Dios: la belleza. En presencia de la belleza, se reanuda la conexión con la naturaleza y la reconocemos como la verdad.

En el Ayurveda, todos los problemas surgen por el

sometimiento a los objetos. Esto significa que nos referimos a los objetos para identificarnos, para decirnos a nosotros mismos quiénes somos. Estos objetos pueden ser situaciones, circunstancias, personas o cosas. Como resultado de esta actitud, nos quedan culpas y arrepentimientos del pasado, nos distraemos del presente, y sentimos miedo y ansiedad con respecto al futuro. Y ésta es la raíz de la enfermedad.

Por lo tanto, la solución de cualquier enfermedad es someterse a uno mismo. Cuando uno es uno mismo, le ofrece al mundo el mejor de los dones. Cualquier otra cosa causa tensión, esfuerzo, fatiga, ansiedad e insomnio. El motivo del sufrimiento es la pérdida de uno mismo en pos de la imagen de uno mismo, el abandono de la realidad interior referida a uno mismo por una imagen sometida a los objetos externos.

Para volver a ese ser interior, tenemos que aprender a trascender, a confiar en nosotros mismos, en nuestros instintos e intuiciones. La meta del Ayurveda es que comprendamos que estamos hechos de conciencia pura, que nuestro destino consiste en experimentar siempre sobre ese hecho, que nuestro destino está en ser libres.

CONCIENCIA DEL PRESENTE

Para experimentar libertad, tenemos que tener conciencia del presente, centrarnos en la vida, donde se sienten con naturalidad el amor y la confianza. Lo contrario de esta conciencia del presente es la que está ligada al pasado, y la emoción que suele acompañarla es el miedo.

El poeta Rumi dijo una gran verdad: «Sal del ciclo del tiempo y penetra en el del amor.» La mejor manera de prepararse para cualquier suceso futuro es estar por entero en el momento presente, ahora. En consecuencia, el único objetivo de una persona libre debería ser dejar que fluya la conciencia pura, la atención relajada, hacia la fisiología para poder experimentar con absoluta claridad las cosas tal como son, y no filtradas a través de nociones preconcebidas, definiciones, interpretaciones y juicios.

En esta conciencia pura vemos el mundo como en realidad es, una manifestación y un despliegue de la presencia eterna del ser. En ese estado de conciencia, una persona es verdaderamente libre y puede lograr el apoyo de cualquier cosa que desee. En este estado, deseos, sueños, anhelos y mandatos se despliegan como las semillas que se dejan en la tierra, a la espera del clima apropiado para florecer espontáneamente en bellas flores.

Las experiencias de vida son el resultado de la dirección en que nos lleva nuestra atención. En verdad, somos la calidad de nuestra atención. Si está fragmentada, nos sentimos fragmentados; lo estamos. Cuando nuestra atención se centra en el pasado, estamos en el pasado. Cuando está en el futuro, nos encontramos también en el dominio de un futuro imaginario. Pero cuando nuestra atención está en el presente, estamos en presencia de la energía de la vida. Y todos los problemas, en especial el insomnio, provienen de distraer nuestra atención del momento presente y fijarla en una conciencia atada al pasado.

La conciencia del momento presente se manifiesta dejando que el flujo de la atención, de la conciencia, de la inteligencia universal, de la naturaleza, se muevan espontáneamente y sin esfuerzo a través de nuestros organismos. Y cuando traslademos nuestra atención del dominio de los objetos hacia nosotros mismos, nuestra fisiología funcionará con la vibración de la energía vital.

Resulta que referirse a uno mismo en lugar de hacerlo a los objetos externos es lo más simple que puede hacerse.

Y lo es, porque ser uno mismo está en nuestra naturaleza. No hay nada más íntimo que uno mismo. Nos hemos acostumbrado tanto a las complicaciones que podría parecernos difícil, pero dar el primer paso en el camino hacia uno mismo es lo más natural, fácil y grato que cualquiera puede hacer.

En el proceso de descubrirnos a nosotros mismos, descubrimos nuestra conexión íntima con la naturaleza, y que ésta nunca puede romperse. Referirse a uno mismo significa sintonizar nuestra naturaleza individual con la Naturaleza como un todo. Éste es el camino real, el único camino hacia la perfecta salud.

Es interesante señalar que el término ayurvédico para salud sea *swastia*, que significa, literalmente, establecerse en el propio ser. Hasta la palabra misma muestra esta profunda verdad: que la base de la perfecta salud, que incluye no sufrir insomnio, es estar en contacto con uno mismo.

¿Dónde encontraremos ese ser? Se halla en la forma más simple de nuestra propia conciencia, donde la experimentamos como libre de trabas, de limitaciones, integrada por completo, y en armonía con la naturaleza. En este nivel, todas las elecciones que hacemos son las más naturales y de apoyo a la vida. Desde ese nivel, actuamos espontáneamente, de manera intuitiva, para favorecer el equilibrio y la salud.

A MODO DE CIERRE

Como cierre, hagamos una revisión de los principios básicos para enfrentarnos al insomnio.

He subrayado la importancia de lograr armonía con los ciclos de la naturaleza y de crear una rutina cotidiana saludable y equilibrada. En términos concretos, esto significa acostarse y levantarse temprano, y a la misma hora todos los días.

Recuerde que para lograrlo al principio fijamos la hora de levantarnos utilizando el despertador, y levantándonos cuando suena, sin importar cómo nos sentimos. Si está acostumbrado a levantarse tarde, puede modificar gradualmente el horario, como se explica en el capitulo 4, y esto ayudará a cambiar también, de forma concomitante, el horario de acostarse. Llegar a este equilibrio natural entre la hora de acostarse y la de levantarse es una de las recomendaciones más importantes de este libro.

Si está inquieto cuando se acuesta, y no puede dormirse, no olvide emplear las técnicas de conciencia del cuerpo que describí en el capítulo 2. A través de ellas, y sin dejar de levantarse y acostarse temprano, comenzará a disfrutar de patrones de sueño más normales y un descanso más reparador.

Como el equilibrio de la mente es tan importante para disfrutar de un buen sueño, déjeme subrayar una vez más la importancia de la técnica de meditación, de tomar conciencia de la respiración como expliqué en el capítulo 6. Éste es el método más eficiente para conectarse directamente con el ser interior y restablecer el equilibrio mental. Cuando se logra, es fácil y natural poner en práctica las otras recomendaciones de este libro concernientes a la salud, como la de armonizar los sentidos (como se describe en el capítulo 6).

A medida que realiza todos estos cambios, sea blando consigo mismo. Recuerde que algunas de nuestras recomendaciones funcionarán mejor o tendrán un efecto más inmediato que otros. Si al principio mis consejos le parecen abrumadores, comience por adoptar los que le resultan más fáciles, y siga revisando el contenido del libro de modo que, con el tiempo, pueda incorporar otros. No olvide que no son arbitrarios sino que representan leyes de la naturaleza relacionadas con el buen dormir y la salud, y con el modo en que uno vive la vida, en general. Una última recomendación en este sentido: cuando parece que perdemos el equilibrio con la naturaleza, el Ayurveda dice que no es que perdamos el vínculo; más bien se trata de que lo olvidamos. Dejamos de reconocer una realidad que está siempre ahí. Entonces, el proceso de recuperar el equilibrio es, en realidad, el de recordar. En el Ayurveda esto se llama *smriti*, o memoria de la propia naturaleza.

El proceso de crecimiento está en marcha. Al agregar poco a poco elementos ayurvédicos a la rutina cotidiana, descubrirá que superar los problemas para dormir es el menor de sus logros. Descubrirá también que su vida se vuelve cada vez más natural, armoniosa y simple.

Éste es el propósito final del presente libro: ayudarlo a dar simpleza a su sistema mente/cuerpo, que el sistema recupere la armonía con la naturaleza, y encaminarlo en la dirección de la referencia hacia sí mismo. Mi intención al impulsarlo hacia sí mismo es llevarlo a un nivel superior de autosatisfacción, que es el mejor modo y el único real de enfrentarse al insomnio. Estará más en contacto consigo mismo, más sintonizado con las leyes de la naturaleza, y el resultado de este crecimiento será una plenitud total, equilibrio y salud perfecta.

Índice